Dormez sur vos deux oreilles en donnant à la Fondation du CHUM !

Dans ma vie, j'ai sûrement manqué de sommeil. J'ai bûché comme bon nombre d'entre vous pour gagner ma croûte et je peux dire que j'aurais dû passer quelques heures de plus à ronfler paisiblement. Pas trop ! Juste assez. Grâce au Dr Pierre Mayer, je réalise que dormir a une incidence réelle sur notre santé globale, comme bien manger et faire du sport d'ailleurs.

À titre de porte-parole bénévole de la Fondation du Centre hospitalier de l'Université de Montréal (CHUM), je tiens à remercier sincèrement le Dr Mayer. Ce médecin a vulgarisé ses connaissances scientifiques de façon que tous puissent en bénéficier et améliorer la qualité de leur sommeil. Il participe ainsi à l'un des volets les plus importants de la mission du CHUM, que soutient sa Fondation : la promotion de la santé.

En outre, le Dr Mayer est même allé au-delà de son engagement envers le patient et fera don de ses droits d'auteur à la Fondation du CHUM. Car la raison d'être de la Fondation est de répondre aux besoins immédiats et urgents des patients. Qu'il s'agisse d'acquérir des équipements de pointe, d'appuyer des projets de recherche, d'aider à former la relève médicale, 100 % de chaque don contribue à offrir les meilleurs soins qui soient aux centaines de milliers de Québécois qui foulent le sol de notre centre hospitalier. Ainsi, le Dr Mayer place, comme le fait la Fondation, le patient au cœur de ses actions.

C'est donc dire qu'en faisant du sommeil une priorité dans votre vie, vous aidez, vous aussi, les patients du CHUM à dormir sur leurs deux oreilles !

Bonne lecture !

Yvon Deschamps,
porte-parole bénévole de la Fondation du CHUM

CHUM
FONDATION

1 866 DON-CHUM
fondationduchum.com

Dormir

Le sommeil raconté

Apprivoiser son sommeil
pour être en meilleure santé

Nous remercions la SODEC
et le Conseil des Arts du Canada
de l'aide accordée à notre programme de publication
ainsi que le gouvernement du Québec
– Programme de crédit d'impôt
pour l'édition de livres
– Gestion SODEC.

Patrimoine   Canadian
canadien   Heritage

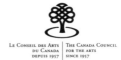
Le Conseil des Arts | The Canada Council
du Canada | for the Arts
depuis 1957 | since 1957

Nous reconnaissons l'aide financière
du gouvernement du Canada
par l'entremise du Fonds du livre du Canada
pour nos activités d'édition.

Photo de la couverture :
Lever de soleil pendant l'ascension du Huayna Potosi (6088 m),
Pierre Mayer

Photo du Dr Mayer :
Dominique Lalonde, production multimédia CHUM

Graphiques : Serge Laliberté

Illustrations : © Stéphane J. Bourelle, illustrateur

Montage de la couverture : Grafikar

Édition électronique : Infographie DN

Membre de l'Association nationale des éditeurs de livres

Dépôt légal : 2e trimestre 2012
Bibliothèque nationale du Canada
Bibliothèque nationale du Québec
1234567890 IM 98765432

Éditions Pierre Tisseyre
ISBN 978-2-89633-218-2
11440

DOCTEUR PIERRE MAYER

Dormir
Le sommeil raconté

Apprivoiser son sommeil
pour être en meilleure santé

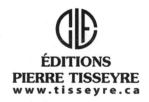

**ÉDITIONS
PIERRE TISSEYRE**
www.tisseyre.ca

155, rue Maurice
Rosemère (Québec) J7A 2S8
Téléphone : 514-335-0777 – Télécopieur : 450-437-3302
Courriel : info@edtisseyre.ca

**Catalogage avant publication
de Bibliothèque et Archives nationales du Québec
et Bibliothèque et Archives Canada**

Mayer, Pierre, 1963-

Dormir – Le sommeil raconté : apprivoiser son sommeil
pour être en meilleure santé.

ISBN 978-2-89633-218-2

1. Sommeil 2. Sommeil – Aspect physiologique.
3. Sommeil, Troubles du. 4. Altitude, Influence de l'. I. Titre

RA786.M39 2012   613.7'94   C2012-940658-9

Table des matières

À mes patients

Préface de Charles Tisseyre

Mon père était un grand ronfleur. Quand, enfant, j'allais au camp de chasse et pêche avec lui, je ne pouvais pas dormir dans la même pièce tant ses ronflements étaient tonitruants. Aussi, il arrêtait souvent de respirer la nuit, pendant de longs moments durant lesquels je me demandais, chaque fois, si j'allais le perdre. Ce qui ne me prédisposait pas à avoir un sommeil paisible en sa compagnie…

Adolescent, lorsque je revenais à la maison avec ma blonde tard le samedi soir, j'avais une façon infaillible de savoir si papa dormait. Avant de mettre la clé dans la porte, je regardais attentivement le petit vitrail de forme rectangulaire de la porte d'entrée. Si celui-ci vibrait de façon rythmique, c'était que papa ronflait, au deuxième étage, derrière deux portes fermées : d'abord celle de la bibliothèque de mes parents, puis celle de leur chambre à coucher. Le moins que l'on puisse dire, c'est qu'il avait de la portée…

Lorsqu'il reprenait finalement son souffle, cette débâcle était accompagnée d'un ronflement d'une puissance spectaculaire, à tel point que lorsque ma compagne y fut exposée pour la première fois, en entrant dans le vestibule, ses cheveux se dressèrent littéralement sur sa tête.

Avec de tels antécédents, il n'est pas surprenant que je sois devenu, moi aussi, un gros ronfleur. En fait, c'était plutôt effroyable. Je me souviens d'un voyage en wagon-lit, entre Venise et Paris, quand j'étais dans la jeune trentaine. Tout avait bien commencé. Dans notre compartiment, j'avais discuté agréablement avec une jeune mère et sa fille avant de casser la croûte. Elles m'avaient gentiment offert de délicieuses baguettes au jambon et au fromage, accompagnées – erreur fatale – d'une bonne bouteille de vin. Par la suite, chacun se retira dans son alcôve. Puis, le concert commença, à mon insu, bien entendu.

Le lendemain matin, en approchant de Paris, je me réveillai d'excellente humeur, heureux de pouvoir reprendre la conversation avec mes sympathiques compagnes de voyage. Malheureusement, le charme était rompu. Je leur parlais, mais elles ne me répondaient pas. Elles m'ignoraient complètement, comme si elles avaient découvert, pendant la nuit, qu'elles partageaient leur wagon avec un dangereux psychopathe…

Ce n'est qu'un exemple d'une longue litanie de situations embarrassantes qu'il m'a été donné de vivre à cause de mes ronflements. De telle sorte qu'à la dernière réunion avant le départ pour le tournage de « Baby boomers à l'assaut du mont Mera », dans le cadre de l'émission *Découverte,* je fis une ultime tentative de convaincre mes camarades que ce n'était pas une bonne idée de m'inviter à les accompagner en camping sauvage pour ce trek dans l'Himalaya.

« Vous ne vous rendez pas compte, leur dis-je, je ronfle vraiment très fort. Vous ne pourrez pas dormir, je vous le dis.

— Ben voyons, Charles, tu t'en fais pour rien, on en a vu d'autres. On se mettra des boules Quies dans les oreilles, tout simplement. »

Et c'est ainsi que la petite équipée s'embarqua pour le Népal, ne sachant pas l'horreur qui l'attendait. Tant que nous dormîmes à l'hôtel de Katmandou, tout se passa bien, mais lorsque nous nous retrouvâmes sous la tente, les choses se gâtèrent rapidement. Durant la deuxième journée de trek, des pluies torrentielles s'abattirent sur nous. Trempés jusqu'aux os, nous arrivâmes à un petit *lodge* (gîte népalais) où un four à bois salutaire grésillait. Pour nous détendre après cette dure journée, nous prîmes une grosse Everest, la bière locale fort désaltérante. Autre grave erreur.

Ce soir-là, transi, je décidai de me coucher tôt. Quand les autres arrivèrent au campement, ils eurent droit à toute une symphonie montagnarde de ma part, et comprirent avec désarroi qu'ils auraient dû accorder plus de crédibilité à mes propos lors de notre réunion fatidique à Montréal.

Le lendemain matin, une camarade de cordée avec qui j'avais eu, en marchant, une discussion inspirante sur la Renaissance – au point où elle se plaisait à m'appeler «l'homme de la Renaissance» – me fusillait maintenant du regard. Elle avait découvert ma vraie nature : j'étais un personnage lugubre digne d'Edgar Allan Poe. Elle ne pouvait s'imaginer passer trois semaines en ma compagnie dans ces conditions. Et elle n'était pas la seule.

Rapidement, un conciliabule s'organisa. Les uns et les autres étaient catastrophés à l'idée de passer tout ce temps sans dormir, à cause de mes horribles ronflements. Pour régler le problème, je proposai de dorénavant dresser ma tente loin du campement. Ce qui fit l'unanimité et détendit l'atmosphère.

Ce soir-là, je me retrouvai donc à des centaines de mètres du groupe. J'étais dans un secteur très sauvage. N'étant pas, à l'époque, un amateur de camping ni de plein air, je n'étais pas à l'aise si loin du campement de mes camarades. Je ne me sentais pas en sécurité. Mais je m'endormis tant bien que mal.

Me réveillant vers les deux heures du matin pour aller soulager ma vessie, je me rendis sur le bord d'un torrent, tout à côté. Il faisait noir, mais je distinguais, tout autour, les sombres silhouettes des montagnes. Je me sentis soudainement très seul et vulnérable. Je me demandai s'il y avait des prédateurs dans la région – après tout, nous avions récemment montré des images, à *Découverte*, de la panthère des neiges de l'Himalaya. Je me recouchai habité de cette pensée peu rassurante.

Et il arriva ce qui devait arriver : je fis un cauchemar. J'étais attaqué dans ma tente par un animal ressemblant à un carcajou, ce qui n'était pas brillant de la part d'un journaliste scientifique comme moi, puisque cet animal n'existe pas dans l'Himalaya. Dans mon rêve, je me mis à crier de toutes mes forces pour écarter la bête féroce, mais ce que les gens du campement entendaient, c'était ce cri strident : « Hiiiiiiiiiiiiiiiiiii ! » Cette façon très peu masculine de s'exprimer a tout de même eu l'avantage d'ameuter les autres campeurs rapidement.

Les sherpas arrivèrent en courant à ma tente. « *What's the matter?* » me demandèrent-ils. Réveillé par leur présence, je leur répondis : « *Nothing, nothing, I had a bad dream. I'm okay. I'm okay.* »

Mes camarades de cordée furent indulgents à mon égard, et me parlèrent très peu de cet incident, mais les sherpas qui avaient volé à mon secours, chaque fois que je les croisais sur la piste par la suite, me saluaient en criant : « Hiiiiiiiiiiiiiiiiiii ! » Mes ronflements ne dérangeaient plus mes coéquipiers. Quant à moi, j'entrais, sans le savoir, dans une zone de plus en plus critique tandis que nous prenions de l'altitude.

Nous faisions partie d'une étude scientifique menée par le docteur Pierre Mayer, du Centre hospitalier de l'Université de Montréal, et par le docteur Michel White, de l'Institut de cardiologie de Montréal, accompagnés de la cardiologue Heather Ross de Toronto. On vérifiait régulièrement notre taux de saturation d'oxygène, la nuit, pendant que nous dormions.

Après quelques jours, à 3500 mètres d'altitude, on fit la synthèse des données informatiques. Ce que l'équipe de scientifiques découvrit, dans mon cas, c'est que mon taux d'oxygène sanguin chutait régulièrement en bas de 50 %, la nuit, ce qui était très inquiétant. Manifestement, je ne faisais pas que ronfler, je souffrais aussi d'apnée du sommeil. Les experts décidèrent de me garder sous surveillance pour les prochains jours, tandis que nous poursuivrions notre trek.

Je reçus la nouvelle comme un coup de massue. Je savais que j'arrêtais de respirer quand je ronflais parce que ma femme et mes enfants me l'avaient indiqué à plusieurs reprises. Mais je n'y avais pas accordé d'importance. Mon père faisait la même chose, et cela ne l'avait pas empêché de vivre et de travailler jusqu'à 84 ans, me disais-je, alors pourquoi m'inquiéter ?

Cette nuit-là, je dormis très mal. J'étais angoissé. J'avais l'impression d'étouffer dans ma tente. J'étais déjà allé dans les Andes, à 4200 mètres, sans problème lorsque j'étais plus jeune. Et durant tout le trek, j'avais ressenti jusque-là très peu de symptômes de l'altitude le jour, mais je venais d'apprendre que la nuit, c'était une tout autre affaire, et que cela pouvait être dangereux. Je ne la trouvais pas drôle.

Le lendemain matin, le trek fut difficile. J'avais mal dormi et j'étais très préoccupé. Mais plus la journée avançait, plus je reprenais confiance. Après tout, j'étais bien encadré médicalement. Ce soir-là, nous dormîmes dans un autre *lodge*. Pour une fois, j'avais un partenaire de chambre, Dave Smith (un greffé du rein qui faisait partie de l'étude), que mes ronflements, étonnamment, ne dérangeaient pas. Mais il ne pouvait s'imaginer ce qui allait survenir...

Pendant la nuit, il fut réveillé par les aboiements des chiens du village. Il sortit sur le balcon de la chambre, au premier étage, pour voir ce qui se passait. Il aperçut une meute de canidés en colère tout près de notre petite habitation. Les bêtes étaient manifestement inquiétées par les terribles grondements qui émanaient de notre chambre, et elles avaient décidé de régler le compte du monstre qui s'y cachait.

C'est à ce moment que mon apnée du sommeil me fit faire un long arrêt respiratoire. Cette accalmie les rendant plus déterminés que jamais, ils s'approchèrent au bas du balcon, en grognant, les poils hérissés sur le dos. Reprenant mon souffle, j'émis un ronflement d'une puissance à écorner un yak. Tétanisés, les chiens déguerpirent la queue entre les jambes. C'est Dave qui me raconta l'histoire le lendemain.

Ce matin-là, je repartis sur la piste le cœur gonflé d'orgueil, heureux à l'idée que j'avais – même inconscient

– protégé le groupe contre une meute de redoutables prédateurs. Au moins, dans l'Himalaya, mes ronflements servaient à quelque chose.

Mais autre chose s'était produit cette nuit-là. Dave avait été témoin de mes arrêts respiratoires à répétition et de mes efforts impressionnants pour reprendre mon souffle. Il en avait été sérieusement inquiété. Et il en parla aux cardiologues qui nous accompagnaient. Grâce à son témoignage, ils avaient maintenant une observation clinique de mes symptômes d'apnée du sommeil, et cela confirmait les données de saturation en oxygène qu'ils avaient obtenues deux jours auparavant. Leur verdict tomba, et il fut sans appel : je devais redescendre de la montagne sans tarder, car je risquais de développer un œdème cérébral ou pulmonaire, ce qui pourrait mettre ma vie en danger. Ma tentative d'atteindre le sommet du mont Mera avec mes camarades était terminée.

À mon retour au Québec, je consultai le docteur Mayer qui encadrait scientifiquement notre expédition par relais satellitaire à partir de Montréal. Il me fit passer un test destiné à mesurer la gravité de mon apnée du sommeil. Il put conclure rapidement que j'étais un apnéique sévère, faisant des arrêts respiratoires de 30 à 40 secondes, toutes les 2 minutes, et ce, durant toute la nuit à l'exception d'une heure, au cours de laquelle je ronflais allègrement sans interruption – au grand «bonheur» de ma conjointe…

«Charles, vous avez bien fait d'arrêter votre ascension, sinon vous seriez mort sur la montagne», me dit-il. En guise de traitement, il me prescrivit une pompe à pression d'air positive (PPC) que je devais utiliser toutes les nuits. Je n'étais pas heureux d'avoir à porter ce que je percevais comme un masque à la «Alien» en dormant. Et j'y fus extraordinairement résistant.

Après ma première nuit avec l'appareil, je me sentais drogué, comme dans un brouillard, et j'avais mal à la tête – ce qui ne m'arrivait que très rarement. Je m'en plaignis au docteur Mayer. «C'est normal, me souligna-t-il, vous avez l'habitude de ne pas avoir d'oxygène, la nuit. Or, là, vous en avez eu beaucoup. Vous allez vous habituer. Il faut continuer.» Mais j'avais tellement été sonné par ma première expérience avec la PPC que j'étais convaincu de ne pas pouvoir me concentrer quotidiennement au travail si je continuais de l'utiliser. Je l'abandonnai donc sans autre cérémonie.

J'estimais aussi que si mon apnée du sommeil me causait de sérieux problèmes en haute montagne, en revanche, à Montréal, à 17 mètres d'altitude, je n'en souffrais pas du tout. Je ne pensais donc pas avoir besoin d'être traité. Je le dis au docteur Mayer. Il reçut mes propos avec scepticisme, mais n'insista pas outre mesure, voulant – je l'ai compris plus tard – m'accompagner en douceur, me laissant le soin de découvrir, moi-même, progressivement, quelle était ma condition réelle.

En fait, je me sentais fréquemment fatigué. Je rentrais au bureau le matin en ayant l'impression d'avoir combattu dans un ring toute la nuit. Je poussais la porte d'entrée de Radio-Canada en me disant que ce devait être cela vieillir, se sentir fatigué tout le temps. Je pensais aux collègues de mon âge qui prenaient leur retraite. «Je comprends, me disais-je, ils n'en peuvent tout simplement plus...» Sans compter que je cognais des clous pendant nos réunions et même parfois en enregistrant des textes! Il m'arrivait aussi de faire des allers-retours en marchant dans mon petit bureau pour ne pas somnoler en lisant ou en visionnant un reportage. Et ce qui est plus grave, c'est que je cognais des clous au volant de ma voiture, dès que je roulais plus d'une demi-heure d'affilée, la nuit.

J'attribuais tous ces symptômes non pas à l'apnée, mais au manque de sommeil causé par mes longues heures de travail. En réalité, j'étais en plein déni.

Jusqu'à ce qu'un lundi après-midi j'appelle mon patron pour discuter d'un dossier avec lui. Après lui avoir brossé un tableau sommaire de la question, je m'apprêtais à lui donner plus de détails quand il m'interrompit :

« Charles, tu m'as déjà tout expliqué ça vendredi.

— Je te l'ai déjà expliqué ? Je ne m'en souviens pas. Oups, c'est grave ça, hein ?

— Oui, c'est grave… »

Un trou de mémoire comme celui-là ne m'était jamais arrivé. Ce n'est qu'en y réfléchissant par la suite que des bribes de mon exposé du vendredi précédent me sont revenues tant bien que mal. C'est là que je compris que je ne pouvais plus me raconter d'histoires, et je décidai de rappeler le docteur Mayer.

Il me reçut sans me faire la morale. Il fut accueillant et chaleureux. Il me proposa un autre traitement : une orthèse d'avancement mandibulaire, un appareil orthodontique qui permet de maintenir les voies respiratoires supérieures dégagées pendant le sommeil, auquel devait s'ajouter le port d'une ceinture posturale qui m'obligerait à dormir sur le côté, réduisant ma fréquence d'arrêts respiratoires à deux ou trois par heure, ce qui n'était pas pathologique.

Dès ma première nuit avec ces équipements, fabriqués sur mesure sous la direction de l'orthodontiste Florence Morisson, je dormis bien et, au réveil, je me sentis plus reposé que je ne l'avais été depuis des lunes. De jour en jour, je retrouvais l'énergie de ma jeunesse. Je n'étais plus fatigué, je n'avais plus de somnolences et, surtout, je n'eus plus de trous de mémoire. Je vivais une véritable renaissance.

Tout cela m'incita à essayer de nouveau la PPC, dont le docteur Mayer me disait qu'elle était encore plus efficace que l'orthèse d'avancement mandibulaire. Si cette dernière corrigeait l'apnée à 80 %, la PPC obtenait une correction de 100 %.

Cette fois, j'étais motivé. Je savais que je ne pourrais plus vivre sans une correction de mon apnée tant les effets du traitement étaient salutaires. Après plusieurs semaines d'essai – tout en utilisant aussi de temps en temps l'orthèse mandibulaire, pour prendre des pauses –, je me suis habitué à la PPC. Le matin, je me sentais comme si je me réveillais au troisième jour de mes vacances après trois magnifiques nuits de sommeil. Je me levais plus tôt, frais et dispos, prêt à attaquer ma journée.

Aujourd'hui, je ne peux plus m'en passer. Quand je me couche, je ne mets plus le masque d'un personnage de science-fiction, mais plutôt celui d'un aviateur à la Saint-Exupéry pour son *Vol de nuit*.

Et tout cela grâce à la patience et à l'appui bienveillant du docteur Mayer qui a su me mener à bon port tout en douceur et en sagesse. Sans compter que, grâce à lui, j'ai pu recommencer à aller en haute montagne, ayant gravi depuis des sommets de 5700 et 6046 mètres.

Dans *Dormir*, le docteur Mayer traite non seulement de l'apnée, mais aussi de tous les aspects du sommeil si essentiel à notre bien-être. Faisant la synthèse des plus récentes recherches, il dévoile des faits nouveaux qui vont vous surprendre, et donne une foule de conseils qui permettent de surmonter les troubles du sommeil.

Grâce à la longue expérience clinique de Pierre Mayer et à ses profondes réflexions sur la question, cet ouvrage est riche d'enseignement pour quiconque veut percer les mystères de cette activité indispensable à notre équilibre et à notre épanouissement.

Prologue

Ce qui me passionne dans le sommeil, c'est son mystère, fragile abandon indispensable à la vie. Il est fascinant de regarder quelqu'un dormir, particulièrement son enfant… Le sommeil protège ses secrets. Nous consacrons plus de temps à dormir qu'à toute autre activité nécessaire à la vie, près du tiers de notre vie, et pourtant la science commence à peine à en comprendre le fonctionnement. **Dormir bien, dormir suffisamment est aussi important que de bien manger et de faire de l'exercice.** Le simple manque de sommeil, sans parler de certains troubles comme l'apnée du sommeil, augmente de deux à trois fois le risque de maladie cardiaque, de diabète, d'accident d'automobile et même de devenir obèse.

Comment s'y prendre pour que dormir soit avant tout bon et agréable ? Vous trouverez ici les ingrédients d'un bon sommeil, des conseils et, surtout, je l'espère, la motivation et l'inspiration pour les appliquer dans votre quotidien. Accessible, ce livre laisse parler l'essentiel, afin de nourrir votre motivation.

Notre sommeil change au fil du temps et il faut s'adapter à ces changements. Composer avec l'adolescence, la ménopause, la cinquantaine, les exigences du travail, les déplacements à travers les fuseaux horaires et la maladie, voilà quelques-uns des thèmes que nous allons toucher afin que nous puissions tous obtenir un sommeil réparateur, car il n'y a rien de meilleur qu'une bonne nuit de sommeil.

J'aimerais aussi qu'à la fin de ce livre vous décidiez, si ce n'est déjà fait, de faire du sommeil une priorité dans votre vie. Un peu comme mon éditrice, Isabelle Montpetit, qui me confiait que la correction de mon manuscrit lui avait fait prendre conscience qu'elle avait une approche *«fast food»* du sommeil. Qu'elle dormait parce qu'il le fallait bien, alors qu'elle aurait préféré vaquer à ses activités, comme certaines personnes ne se nourrissent que parce qu'il faut manger. Elle concluait en disant : «Ton livre me donne envie de devenir "gourmet" du sommeil. Déjà, je commence à apprécier le rituel et à porter une plus grande attention au plaisir de l'endormissement… »

Mes patients ont façonné ma vision de la médecine depuis plus de 20 ans. Ils me transforment, me poussent à me dépasser et, il est vrai, m'ont souvent suggéré d'écrire ce livre. Cette histoire est la leur, et aussi un peu la mienne, et je veux la partager avec vous. Pour protéger leur anonymat, j'ai volontairement changé les noms et certaines circonstances, sauf pour Karine et Martin, avec qui je travaille et qui ont gentiment accepté que leurs noms figurent dans le livre.

Mon histoire commence sur le bord d'un lac, au cœur d'un pays plat, l'Abitibi. J'ai neuf ans et je rêve d'aventure. Tous les vendredis, l'école nous oblige à choisir un livre à la bibliothèque. Mon regard tombe sur le premier livre que je lirai avec passion : *Quatre hommes contre l'Everest*, qui raconte l'aventure extraordinaire de quatre Américains qui ont fait le rêve fou de gravir l'Everest. Malgré leur ascension interrompue, on est investi, à la fin du livre, d'une incroyable motivation pour se dépasser et aller au bout de ses rêves. Trente ans plus tard, je serai au pied de cette fabuleuse montagne, me souvenant qu'à neuf ans je lui avais donné rendez-vous. Mon deuxième livre de chevet fut *Premier de cordée*. Ce roman de Roger Frison-Roche raconte l'histoire de Pierre, un jeune homme de Chamonix qui devra surmonter plusieurs épreuves pour devenir guide de haute montagne. Et j'ai grandi, modestement, en rêvant de montagne et d'en percer les mystères.

Je dois à la montagne mon choix de carrière, pneumologue. Je découvre pendant mes études de médecine que ce sont ces spécialistes du système respiratoire qui étudient les effets de l'altitude sur le corps humain. Je m'intéresse particulièrement à la physiologie, au comment et au pourquoi du fonctionnement du corps humain. Ancien coureur cycliste, je m'émerveille devant les capacités humaines et me passionne pour la respiration sous toutes ses formes et dans tous ses états, comme en haute montagne ou pendant le sommeil.

Puis je fais la connaissance de Lucia, ma future femme. Elle est originaire de Bogotá, ville andine de la Colombie, altitude de 2640 mètres. C'est en visitant son pays que j'expérimente pour la première fois l'altitude et ses effets. Depuis 25 ans, nous avons gravi et partagé ensemble de nombreux sommets.

D'autres rencontres heureuses, comme celle de Bernard Voyer, m'amèneront, en 2003, au camp de base de l'Everest, à 5400 mètres, et en 2006 au sommet du Kilimandjaro, à 5895 mètres. En 2009, je participe à la recherche de l'équipe de l'émission *Découverte* de Radio-Canada au mont Mera, au Népal. Au cours de ces recherches au mont Mera et au Kilimandjaro, nous avons étudié la relation entre l'altitude, le sommeil, la production de certaines substances chimiques en condition de manque d'oxygène et le risque d'avoir le mal des montagnes. Le dernier chapitre du livre est d'ailleurs dédié à la montagne et à son enseignement.

On me demande souvent le lien entre la pneumologie et le sommeil. Ce lien, c'est l'apnée du sommeil. Ces arrêts respiratoires ponctués de ronflements constituent un des problèmes de sommeil les plus importants. Pour en apprendre davantage sur le sommeil, j'ai d'abord passé une année à l'Université McGill, à Montréal, sous la direction du Dr John Kimoff. Ma participation à des projets de recherche fondamentale m'a apporté les connaissances physiologiques dont j'avais besoin. Par la suite, je suis allé à Grenoble, en France. J'ai choisi ce centre pour travailler avec les professeurs Patrick Lévy et Jean-Louis Pépin, sans réaliser qu'il était tout près de Chamonix. J'y ai trouvé un enseignement riche en ce qui concerne tous les problèmes de sommeil, et en plus, la montagne. Deux ans plus tard, j'ai fondé la clinique du sommeil de l'Hôtel-Dieu de Montréal avec le désir d'être au service de tous les patients ayant un problème de sommeil. Il y avait alors, comme encore aujourd'hui, bien peu de médecins et de chercheurs qui se consacraient à ce domaine.

Si vous vous endormez pendant la lecture de ce livre, c'est peut-être bon signe… si vous êtes insomniaque. Si votre problème est plutôt d'avoir de la difficulté à rester éveillé, il faut alors persévérer, car à la fin vous saurez pourquoi cela se produit et comment l'éviter. Le cœur du livre se trouve selon moi dans la deuxième partie, intitulée «Dormir!». Cependant, la première partie, «Le sommeil, chaînon manquant de notre santé!», vous donnera les connaissances indispensables pour comprendre et mettre en pratique les conseils de la deuxième partie. Finalement, les histoires de mes patients et l'application concrète des conseils dans les chapitres consacrés à certains troubles du sommeil, à la fatigue et à la montagne sont, même si ces situations ne se rapportent peut-être pas à vous directement, autant de sources d'inspiration et de motivation.

À présent, il est temps de commencer cette histoire non pas à dormir debout, mais à dormir mieux.

Le sommeil, chaînon manquant de notre santé !

Pourquoi sommes-nous si fatigués, malades et en surpoids, malgré l'amélioration de nos conditions de vie ? Que pouvons-nous apprendre de plus que ce que nous savons déjà, c'est-à-dire qu'il faut faire de l'exercice et manger mieux ? C'est qu'il y a une troisième clé : dormir. Le sommeil est bien souvent le chaînon manquant de notre santé.

Dormir est une mécanique finement rodée. En comprendre le fonctionnement, le pourquoi, est essentiel si l'on veut en faire une priorité dans notre vie. Voici un aperçu des thèmes que nous aborderons au cours de cette première partie :

LA CHIMIE DU SOMMEIL

Nous allons explorer ce qu'est le sommeil, ses stades et ses cycles. Ce chapitre est un peu plus technique, mais les connaissances acquises vous seront très utiles pour la suite.

AU RYTHME DE NOTRE HORLOGE INTERNE

Saviez-vous que nous avons au centre de notre cerveau une horloge qui règle plusieurs de nos fonctions vitales, dont le sommeil ?

DORMIR : NÉCESSITÉ, PLAISIR OU PERTE DE TEMPS ?

Nous connaissons assez bien les mécanismes de la digestion et de la respiration, mais savons-nous ce qui se passe dans notre corps pendant notre sommeil ? Nous allons voir pourquoi dormir est une nécessité et comment le manque de sommeil favorise les maladies cardiovasculaires, le diabète et la prise de poids. L'absence de sommeil tue plus rapidement que l'absence de nourriture, en moins de 10 jours chez le rat. Le manque de sommeil a des effets comparables à la prise d'alcool. Il peut avoir de graves conséquences.

La chimie du sommeil

Je me souviens que ma mère me disait, quand j'étais enfant, que le sommeil réparateur était celui d'avant minuit. Lorsque j'ai commencé à étudier le sommeil, j'ai été surpris d'apprendre qu'elle avait en grande partie raison.

Le sommeil est un état de conscience ou de semi-conscience caractérisé par une diminution de nos réactions, ou de notre sensibilité. Nous sommes moins sensibles à ce qui provient de l'extérieur, comme les sons environnants, mais aussi aux sensations de notre propre corps, comme la douleur. Ce désengagement sensoriel évite que le moindre changement nous réveille. En effet, pour accomplir sa tâche, le sommeil a besoin de continuité. D'ailleurs, après 10 minutes de sommeil, nous sécrétons une hormone qui diminue notre production d'urine, l'hormone antidiurétique ou ADH. Cela protège aussi l'intégrité du sommeil en nous évitant d'avoir à nous lever pour uriner. C'est pour cela que notre urine est foncée et concentrée le matin. Tout ce qui fragmente le sommeil, par exemple les arrêts respiratoires caractéristiques de l'apnée du sommeil, empêche la sécrétion de cette hormone. Ainsi, plusieurs patients qui souffrent d'apnée se plaignent de devoir aller fréquemment aux toilettes pendant la nuit et d'avoir la bouche sèche. En fait, ils sont déshydratés, car ils urinent trop.

En plus de ce désengagement sensoriel, certaines réactions physiologiques essentielles à la vie ne se produisent que pendant le sommeil. C'est le cas de la sécrétion de plusieurs hormones, dont l'hormone de croissance, qui est produite principalement au début de la nuit pendant le sommeil lent profond. Cette hormone est indispensable à la croissance chez l'enfant, alors que chez l'adulte elle modifie la composition du corps, favorisant le développement de la masse et de la force musculaires. Elle agit en facilitant la fabrication des protéines et en augmentant l'énergie dont le corps a besoin pour se développer, notamment en augmentant la quantité de sucre dans notre sang.

On distingue essentiellement deux grands stades de sommeil : le sommeil lent et le sommeil paradoxal que l'on appelle aussi *REM*. Une période de sommeil lent suivie du sommeil REM constitue un cycle de sommeil. D'une durée d'environ 90 minutes, le cycle comportera plus ou moins

POURQUOI AVONS-NOUS SOMMEIL ?

Ça semble une évidence : plus on est éveillé depuis longtemps, plus on a besoin de dormir. Une des substances chimiques impliquées dans le besoin de dormir est l'adénosine. Il s'agit d'un produit chimique issu du métabolisme cérébral. L'adénosine s'accumule dans le cerveau lorsqu'on est éveillé, puis elle diminue pendant le sommeil. On croit qu'elle est associée à l'apparition de la somnolence. La substance la mieux connue et la plus utilisée pour inhiber ou contrecarrer l'adénosine est le café.

Mais pour dormir, il faut plus que l'adénosine, car pour que le sommeil survienne, certains neurones doivent être activés et d'autres inhibés, un peu comme des interrupteurs. Pas toujours facile de synchroniser et de contrôler ce qui doit être ouvert et fermé ! Vous pouvez en parler à l'insomniaque qui ne trouve pas le sommeil même s'il est éveillé depuis longtemps, ou au patient narcoleptique victime de véritables attaques de sommeil qui l'obligent à aller se réfugier aux toilettes en plein jour pour dormir. Les interrupteurs veille-sommeil sont sous l'effet de substances comme l'histamine et l'hypocrétine (ou oréxine), qui favorisent l'éveil, et d'autres comme le GABA, qui favorisent le sommeil. Pas étonnant que certains médicaments, qui influencent ces interrupteurs, provoquent de la somnolence ou nuisent au sommeil. Ainsi, les antihistaminiques, comme les Benadryl ou le Gravol, qui inhibent l'histamine, ou les benzodiazépines, comme le valium, qui stimulent le GABA, provoquent de la somnolence. À l'inverse, les amphé-tamines, le méthylphénidate (Ritalin) et le modafinil (Alertec) stimuleraient les interrupteurs à hypocrétine favorisant l'éveil. Finalement, notre horloge interne, comme nous le verrons au prochain chapitre, prépare notre corps au sommeil et à la sieste. C'est le facteur circadien.

de sommeil lent et de sommeil REM selon le moment de la nuit et de la vie. Au cours d'une nuit habituelle de sommeil, on compte quatre ou cinq cycles. Cette organisation est appelée l'*architecture du sommeil*. La nuit débute par une période relativement courte de sommeil lent léger (le stade 1). Pendant cette période de transition entre l'éveil et le sommeil, vous pouvez avoir conscience d'être dans un demi-sommeil, vos pensées errent et l'endormissement véritable arrive souvent accompagné d'une sensation de chute dans le vide. Cette sensation de tomber endormi peut vous réveiller, comme un léger bruit ou un inconfort pourra aussi le faire. Cette période est critique et c'est souvent à ce moment que la frustration s'empare des gens qui ont de la difficulté à trouver le sommeil.

Le plus souvent, cette courte période de transition de quelques minutes sera suivie du stade 2. Ce deuxième stade du sommeil lent léger est le plus important en proportion, c'est-à-dire que c'est celui pendant lequel nous passons le plus de temps au cours d'une nuit. Le sommeil y est un peu plus profond, mais on parle toujours de sommeil léger parce qu'il est alors relativement facile d'éveiller le dormeur.

Puis vient le sommeil lent profond, le stade 3. Pendant cette phase, il est difficile d'éveiller le dormeur. Tout tourne au ralenti, la respiration est lente, profonde et rythmée avec la précision d'un métronome. Le cœur bat lentement lui aussi, et la température du corps est constante. Plus les périodes de sommeil profond sont longues et fréquentes, plus on a l'impression d'avoir bien dormi et plus on se sent reposé.

Même si le comportement du dormeur change du sommeil lent léger au sommeil lent profond, on ne peut distinguer les deux phases qu'en laboratoire, par l'analyse de l'activité électrique du cerveau. Cette activité électrique se mesure sous forme d'ondes plus ou moins rapides et plus ou moins amples. Pendant notre sommeil, les cellules cérébrales, les neurones, produisent des ondes électriques distinctes de celles de l'éveil. Quoique certains neurones émettent des ondes particulières, globalement, l'activité est similaire entre les neurones.

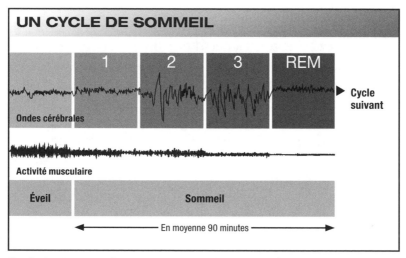

Pendant notre sommeil, notre cerveau produit des ondes électriques qui sont de plus en plus lentes et amples au fur et à mesure que le sommeil devient profond. De plus, pendant le rêve (REM), l'activité électrique est semblable à celle de l'éveil, mais nos muscles sont paralysés, d'où le nom de *sommeil paradoxal*.

Il est possible de mesurer l'activité électrique cérébrale (électroencéphalogramme) grâce à des capteurs (électrodes) collés sur la tête. Ainsi, pendant le sommeil lent léger (stades 1 et 2), l'activité électrique du cerveau produit des ondes rapides et de faible amplitude comme de petites vagues produites par un caillou dans l'eau. Cette activité électrique est à mi-chemin entre celle que l'on observe à l'éveil et celle du sommeil profond, d'où le nom de *sommeil léger*. En sommeil lent profond (stade 3), les neurones synchronisent ou coordonnent leur activité, ce qui, malgré la diminution de l'activité cérébrale, produit des ondes lentes et de grande amplitude comme les vagues sur l'océan. Ce ralentissement de l'activité cérébrale est nécessaire à la réparation des cellules qui ont été endommagées pendant les heures d'éveil.

L'ARCHITECTURE DU SOMMEIL

Enfant

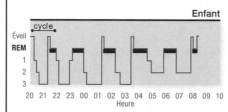

La proportion du sommeil REM diminue de 50 à 25 % du temps total de sommeil entre la naissance et l'âge préscolaire. Le sommeil profond (3) domine en début de nuit alors que le REM est plus long en fin de nuit, et ce, tout au cours de la vie.

Adolescent

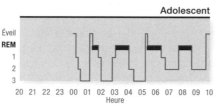

L'adolescent s'endort et se réveille plus tard. Seulement un adolescent sur cinq dort les neuf heures optimales pour son âge. Ce décalage est souvent aggravé par les réveils encore plus tardifs la fin de semaine.

Adulte

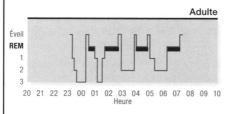

Entre 20 ans et 60 ans, on note une diminution progressive du sommeil profond (3) de 20 % à moins de 10 % du temps total de sommeil et une augmentation du nombre de réveils. Le temps passé éveillé au lit augmente de 5 à 21 %.

Troisième âge

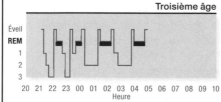

La personne âgée s'endort et se réveille plus tôt. Son sommeil est fragmenté et encore plus pauvre en sommeil profond, alors que le REM reste constant. La sieste d'après-midi réapparaît pour compenser le manque de sommeil nocturne.

L'architecture du sommeil varie selon l'âge du dormeur. Les stades du sommeil sont indiqués sur l'axe vertical, à gauche.

1 : transition de l'éveil vers le sommeil. Ce stade est de courte durée et le dormeur est alors facile à réveiller.

2 : sommeil lent léger. L'activité musculaire, la fréquence cardiaque et respiratoire et la tension artérielle diminuent. Le dormeur est plus difficile à réveiller.

3 : sommeil lent profond. Tout tourne au ralenti avec une remarquable stabilité. Le dormeur est difficile à réveiller et les réveils provoqués peuvent être accompagnés de confusion.

REM : sommeil paradoxal. Les muscles sont paralysés, la fréquence respiratoire et cardiaque ainsi que la tension artérielle augmentent et deviennent irrégulières, comme à l'éveil. C'est principalement pendant le sommeil REM que nous rêvons.

POURQUOI RÊVONS-NOUS ?

La majorité des rêves arrivent pendant le sommeil REM, mais nous rêvons aussi pendant les autres stades du sommeil. La signification des rêves est encore un sujet de controverse entre physiologistes et psychanalystes. Important pour la mémorisation des apprentissages complexes, comme la musique, et pour la mémoire émotive, le rêve serait aussi une façon pour les nouveau-nés et les animaux immatures de se développer dans un environnement virtuel. Le rêve agirait comme un simulateur de la vie réelle afin de préparer le nouveau-né à y faire face. D'ailleurs, plus un animal est immature, plus il rêve.

La mémorisation se fait par le moyen d'empreintes biochimiques dans le cerveau. Tout nouvel apprentissage modifie ainsi la forme et la composition de certaines protéines de notre cerveau, laissant une trace distinctive, comme un pas dans le sable. Pendant le rêve, toute l'information enregistrée au cours des jours précédents est rejouée et consolidée. Les scientifiques font l'hypothèse que c'est au moment du réveil que notre cerveau cognitif, d'où provient notre pensée, produirait en quelques millisecondes un scénario à partir de toutes ces images, donnant souvent un caractère bizarre ou loufoque à nos rêves.

Nos rêves sont souvent influencés par nos préoccupations quotidiennes, ce qui peut leur donner parfois une allure prémonitoire. Ainsi, on raconte l'histoire de cet Autrichien qui a rêvé, en 1938, qu'il n'y avait plus de pain dans aucune boulangerie parce que c'était la guerre. Au réveil, il a décidé de fuir avec sa famille, dont sa fille qui est devenue psychanalyste. Un mois plus tard, l'Autriche était envahie par les Allemands. En fait, tous les signes annonciateurs de la guerre étaient là et son inconscient les a intégrés dans son rêve. L'école freudienne croit d'ailleurs que le rêve donne accès à l'inconscient, aux désirs ou aux conflits cachés ou refoulés. Certaines données physiologiques renforcent cette hypothèse. Par exemple, des lésions du lobe frontal du cerveau, siège des émotions, entraînent l'abolition des rêves. Or, les rêves émanent du tronc cérébral, siège du système nerveux autonome. L'implication du lobe frontal suggère donc une participation active de notre cerveau émotionnel.

Le sommeil REM aurait aussi un effet antidépresseur, en agissant sur certains neurotransmetteurs, des substances nécessaires au transfert de l'information entre les neurones. Pendant cette phase du sommeil, l'organisme cesse de sécréter de la sérotonine, un neurotransmetteur qui a un effet positif sur l'humeur. Cette baisse de sérotonine produit un effet de sevrage, qui, en retour, rend le cerveau plus sensible à la sérotonine lorsque la sécrétion reprend à la fin du REM.

Le rêve fait rêver les chercheurs et d'autres surprises sont certainement à venir[1 2 3 4 5].

Chaque cycle de sommeil se termine par une période plus ou moins longue de sommeil paradoxal. C'est principalement pendant cette phase que nous rêvons. L'activité électrique du cerveau y est irrégulière et rapide, comme lorsqu'on est éveillé. Les neurones ne sont plus synchronisés et ils augmentent les échanges d'information entre eux. Pendant le sommeil paradoxal, on observe également des mouvements rapides des yeux, appelés en anglais « *rapid eye movements* », d'où le nom de *sommeil REM*, synonyme du sommeil paradoxal. Pendant ce stade, nous sommes paralysés, nos muscles ne peuvent pas bouger. Ceci nous empêche de faire les mouvements que nous ressentons dans nos rêves, d'où le qualificatif de *sommeil paradoxal*. Alors que l'activité cérébrale est intense, l'activité musculaire est nulle.

La perte de la paralysie pendant le rêve est une maladie, le trouble comportemental du sommeil paradoxal, dont nous allons discuter à la fin du livre. Pendant le sommeil REM, notre température corporelle n'est plus contrôlée par notre cerveau. Elle va donc, comme chez les reptiles, se rapprocher de celle de la pièce ou de l'environnement où nous dormons. Il est aussi normal d'observer la présence d'érection pénienne et clitoridienne pendant le REM, même si le rêve n'a aucun contenu érotique.

Au fur et à mesure que la nuit progresse, le sommeil lent profond est de moins en moins présent, laissant sa place au sommeil des rêves, le sommeil REM. Lorsqu'on se couche à l'heure habituelle, par exemple vers 22 heures, le sommeil suit alors son cours normal. Cependant, si l'on se couche exceptionnellement à 1 heure du matin, notre sommeil va débuter au cycle correspondant habituellement à cette heure. Comme nous le verrons au prochain chapitre, le sommeil a son propre rythme. Si l'on se couche plus tard, le premier cycle est perdu. Comme c'est celui où l'on retrouve le plus de sommeil profond, on peut ainsi dire que le sommeil réparateur est avant minuit, comme ma mère me l'a appris. Il serait plus juste de dire que le sommeil lent profond prend place lors de nos premières heures habituelles de sommeil. Pour ceux qui se couchent habituellement à minuit, ce sera entre minuit et 2 heures.

Points clés

- Fondamental à la vie, le sommeil se protège de son mieux des perturbations liées à l'environnement et au fonctionnement de notre corps.
- Le sommeil est composé de stades, lent léger, lent profond et REM, qui alternent au cours de la nuit selon des cycles d'environ 90 minutes.
- Le sommeil lent profond, perçu comme le sommeil réparateur, survient principalement en début de nuit, alors que le sommeil REM (pendant lequel on rêve le plus) prend place surtout en fin de nuit.

Au rythme de notre horloge interne

L'homme est le seul animal qui se couche sans avoir sommeil et qui se lève en ayant encore envie de dormir.

Dave Gneiser

Plusieurs fonctions biologiques de notre corps, comme la sécrétion de certaines hormones, la température corporelle et le sommeil, fluctuent selon un rythme que l'on nomme *circadien*, du latin *circa* (environ) et *diem* (jour). Le rythme circadien est contrôlé par une horloge biologique située au centre du cerveau, dans l'hypothalamus, juste derrière les yeux, plus précisément dans les noyaux suprachiasmatiques

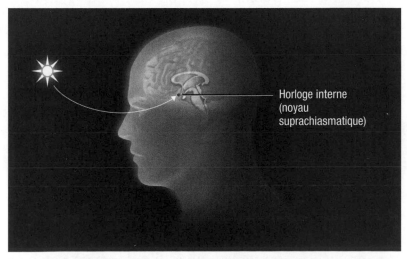

Horloge interne
(noyau
suprachiasmatique)

Grosse comme une tête d'épingle, l'horloge biologique est située dans les noyaux suprachiasmatiques.

au croisement des nerfs optiques droit et gauche. Cette horloge, propre aux mammifères, est constituée d'environ 20 000 neurones et est grosse comme la tête d'une épingle. Par le moyen de gènes qui lui sont propres, de signaux chimiques et de connexions nerveuses avec le cerveau, elle contrôle plusieurs fonctions de notre organisme selon un rythme de 24,18 heures.

L'horloge interne se règle progressivement après la naissance sur un rythme de 24 heures et se synchronise avec le jour et la nuit grâce à la lumière, aux repas et à l'activité physique. Elle anticipe et prépare notre corps pour la journée ou la nuit à venir. Elle sera bousculée par le décalage horaire et le travail par quart. Physiologiquement, elle aura tendance à se retarder (coucher et lever plus tard) à l'adolescence et à se devancer (coucher et lever plus tôt) lorsqu'on vieillit. Un couplage harmonieux entre notre horloge interne et notre rythme veille-sommeil assure que nous dormions bien lorsque c'est le temps et que nous restions éveillés lorsque nous le désirons.

Notre horloge interne nous envoie des signaux qui annoncent que le temps est venu de dormir. Parmi les multiples fonctions qu'elle contrôle se trouve aussi la température corporelle. N'avez-vous jamais ressenti le petit frisson de fin de soirée? Vous êtes en train de lire et tout à coup vous avez froid. Vous vous levez, vous regardez le thermostat. Bizarre, la température est toujours à 20 degrés. Vous allez mettre un chandail puis, 15 minutes plus tard, vous dormez sur votre livre. Vous venez de ressentir la chute de température corporelle qui précède le sommeil. Il est très utile de savoir reconnaître cette chute, car elle vous signale qu'il est temps de commencer la routine qui vous amène au lit. Certains iront prendre un café, pour une multitude de bonnes raisons, parfois liées au travail, mais c'est souvent ainsi que débutent les mauvaises habitudes, le non-respect de son rythme interne et l'apprentissage du non-endormissement.

L'exercice physique de fin de soirée a également un contrecoup néfaste sur notre sommeil, car il augmente la consommation d'énergie, donc le métabolisme, et par le fait même la température corporelle. Ceci a pour effet de retarder la chute de la température corporelle et par conséquent notre sommeil. Notre température est à son plus bas vers 5 heures du matin. Si nous ne dormons pas encore, notre somnolence est alors à son maximum. C'est d'ailleurs l'heure à laquelle les insomniaques s'endorment. C'est aussi à 5 heures du matin que le risque d'avoir un accident de la route est le plus grand. De plus, dans près d'un accident sur deux lié à la fatigue, le conducteur était éveillé depuis plus de 17 heures ou avait dormi moins de 6 heures la nuit précédente. Les troubles du sommeil, comme l'apnée du sommeil, et la prise d'alcool augmentent les effets de la fatigue.

Notre température chute également légèrement vers 14 heures, moment où nous éprouvons souvent le besoin de faire une sieste. Cette somnolence ressentie n'a rien à voir avec le dîner que nous venons d'avaler. Elle est physiologique. Lorsqu'on manque de sommeil, il est utile de tirer profit de cette somnolence naturelle pour recharger ses batteries en faisant une sieste. Si on est au volant, c'est aussi un bon moment pour s'arrêter et se reposer. En effet, cette heure de l'après-midi est propice aux accidents. Plusieurs camionneurs que j'ai rencontrés dans ma pratique ont adopté intuitivement ce moment pour prendre leur période de repos. Un camionneur averti en vaut deux.

Quand vous conduisez, si vous ressentez le besoin de dormir en après-midi ou au lever du soleil, dites-vous qu'il est vraiment important de vous arrêter, car le risque de vous endormir est à son maximum. Lorsque nous effectuons une activité exigeant toute notre attention, nous avons tout intérêt à prévoir des pauses après le dîner et au lever du soleil.

Le rythme circadien contrôle également la sécrétion de plusieurs hormones. La première est la **mélatonine**. Souvent

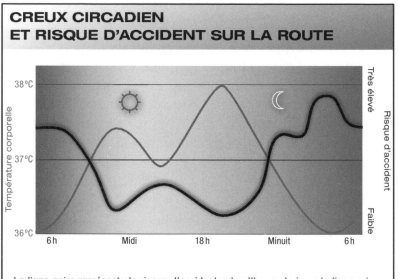

CREUX CIRCADIEN ET RISQUE D'ACCIDENT SUR LA ROUTE

La ligne noire représente le risque d'accident selon l'heure du jour ; la ligne grise, la température du corps. La baisse de la température corporelle, qui atteint un creux à 14 h et à 5 h, s'accompagne d'une diminution de la vigilance et d'une augmentation du risque d'accident. À 5 h, le risque d'accident est multiplié par huit.

qualifiée d'hormone du sommeil, la mélatonine est plutôt l'hormone de la nuit, car elle est aussi sécrétée pendant la nuit chez les animaux nocturnes. La mélatonine sert d'abord à informer notre horloge interne qu'il fait nuit, mais elle a aussi plusieurs autres fonctions. Sa production par l'organisme peut être diminuée ou inhibée par l'exposition à la lumière en soirée ou pendant la nuit. Les personnes qui sont habituellement éveillées le jour commencent à en sécréter un peu avant l'endormissement, et la production atteint son maximum vers 5 heures du matin. En plus d'être indispensable au bon fonctionnement de notre horloge interne qui synchronise notre sommeil avec notre environnement, la mélatonine influe sur l'immunité et, par son effet anti-oxydant, elle joue un rôle protecteur contre le cancer et le vieillissement.

Autre hormone influencée par le rythme circadien : le **cortisol**, l'hormone du stress, qui affecte le métabolisme du sucre, l'énergie, le système immunitaire et la tension artérielle. Sa sécrétion est minimale au début du sommeil et maximale au réveil, pour nous préparer à passer à l'action. Le manque de sommeil augmente sa sécrétion d'environ 15 %. Bénéfique lors d'un stress aigu pour stimuler l'organisme, l'augmentation chronique du cortisol est associée à de multiples problèmes de santé comme l'hypertension, le diabète et les maladies cardiaques, en plus de diminuer la capacité de notre organisme à se défendre contre les infections.

L'**hormone de croissance**, quant à elle, est sécrétée pendant le sommeil lent profond. Un sommeil fragmenté peut donc provoquer des retards de croissance chez l'enfant.

Le rythme circadien est également important pour l'absorption des aliments. Lors d'un congrès récent qui a eu lieu à Cannes, en France, le Dr Joseph Bass, endocrinologue à l'Université Northwestern de Chicago, aux États-Unis, nous a fait une brillante démonstration de l'influence des rythmes circadiens sur la sécrétion de **l'insuline** et l'absorption des aliments[7]. Sécrétée en réponse à l'augmentation du sucre dans le sang, après un repas par exemple, et par l'activité physique, l'insuline fait entrer le sucre dans nos cellules pour leur apporter de l'énergie. Elle active la croissance et la production de réserve énergétique sous forme de graisse. Nous avons donc appris qu'un repas pris en dehors de nos heures habituelles, c'est-à-dire selon un horaire irrégulier et particulièrement la nuit, entraîne une augmentation plus importante du sucre dans le sang, comparable à ce que l'on voit chez un diabétique. Cela résulte du manque de synchronisation entre le repas et le moment de la journée où l'organisme produit l'insuline[8]. Ce dérèglement a également une mauvaise influence sur le taux de cholestérol et prédispose au syndrome métabolique caractérisé par une augmentation inappropriée du sucre dans le sang après les repas (intolérance au glucose ou prédiabète), la diminution du bon cholestérol et l'augmentation du mauvais cholestérol, l'hypertension artérielle et l'obésité. La régularité des habitudes de vie est essentielle pour notre sommeil et pour notre santé en général. Ces recherches montrent qu'il faut s'intéresser à ce que nous mangeons, mais aussi au moment où nous le mangeons[9]. Manger bien et selon un horaire régulier, vivre au rythme du soleil et de notre corps, c'est manger bio et vivre bio. D'autres études ont mis en lumière que le non-respect de nos rythmes circadiens relié au travail par quart ou au décalage horaire, par exemple, entraînait une fréquence accrue de troubles de l'humeur, de dépression et de cancer.

Même les **médicaments** obéissent au rythme circadien. Certains, comme les statines contre le cholestérol, sont beaucoup plus efficaces s'ils sont pris le soir. Voilà une autre raison de respecter la consigne du pharmacien.

Nous verrons plus loin comment nous pouvons aider notre horloge interne à se synchroniser plus rapidement avec le soleil lorsque nous en avons besoin, comme lors d'un voyage ou d'un changement d'horaire de travail.

POURQUOI AVONS-NOUS BESOIN DE LA NOIRCEUR?

Les progrès de l'insomnie sont remarquables et suivent exactement tous les autres progrès.

Paul Valéry (1871-1945)

Paul Valéry était-il un génie visionnaire? En plus du stress que le progrès amène dans nos vies, l'histoire veut que la motivation première de Thomas Edison, l'inventeur de l'ampoule électrique, fût de trouver une façon de combattre le noir, car il haïssait le sommeil. Par le fait même, il allait soustraire l'homme au rythme naturel de la vie et de la lumière et l'exposer au rythme artificiel de la société industrielle.

«La fin de la nuit. Pourquoi nous avons besoin de la noirceur». Voilà quel était le titre percutant du magazine National Geographic de novembre 2008 consacré aux conséquences de la pollution lumineuse. De plus en plus de scientifiques se préoccupent de ce phénomène. Pour éclairer les villes, nous avons harnaché les rivières et par le fait même harnaché la nuit. Deux personnes sur trois dans le monde vivent maintenant sous un ciel artificiellement éclairé. Or, la noirceur est à notre sommeil ce que la nourriture est à notre alimentation. Comme nous l'avons vu, notre cycle veille-sommeil et la sécrétion de plusieurs hormones se synchronisent avec l'alternance du jour et de la nuit. Les chercheurs ont trouvé un lien entre l'exposition nocturne à la lumière de nos villes et le cancer du sein. La diminution de la sécrétion de mélatonine serait un des facteurs expliquant ce lien[10][11]. En éclairant nos nuits, nous dénaturons en quelque sorte notre statut de mammifère diurne et perturbons celui des animaux nocturnes. Les conséquences sont multiples. La pollution lumineuse perturbe la migration des oiseaux et entraîne la mort de plus de 100 millions d'entre eux par an. Elle cause la mort de nombreuses tortues qui confondent le littoral éclairé avec la mer habituellement plus lumineuse que la terre, et nuit à la reproduction des grenouilles. Elle change aussi la chaîne alimentaire des insectes, des chauves-souris et autres animaux nocturnes pour lesquels la relation avec les prédateurs est modifiée. À l'heure où l'on se préoccupe de manger bio, il faut aussi penser à vivre bio.

Points clés

- Notre organisme est régi par une horloge biologique qui contrôle les rythmes circadiens.
- Ces rythmes se modifient au cours de notre vie, de nos voyages et de nos horaires de travail ou de sommeil.
- Respecter ces rythmes, c'est non seulement s'assurer d'un meilleur sommeil, mais également d'une meilleure digestion, d'une croissance optimale et au bout du compte d'une meilleure santé.

Dormir : nécessité, plaisir ou perte de temps ?

Je crois que nous accordons peu d'importance au sommeil parce que nous ne savons pas vraiment à quoi il sert. Pour la plupart des gens, dormir ne sert qu'à reposer le corps et peut-être l'esprit. Cependant, le sommeil est beaucoup plus fondamental à la vie qu'on peut le soupçonner. Il est essentiel pour la croissance de l'enfant, pour la mémoire et les apprentissages, et pour le bon fonctionnement des systèmes immunitaire, cardiovasculaire et métabolique.

Dans nos lois, notre organisation du travail, notre système de santé, nos vies en général, le sommeil est rarement la priorité. Le temps n'est pas élastique, et il est tentant de gruger nos heures de sommeil. Pourtant, comme on le verra dans cette section, bien dormir est indispensable pour une vie productive et en santé.

Sommeil et santé

Une étude réalisée à Chicago chez des jeunes hommes de 20 ans a montré que dormir 4 heures par nuit pendant 6 nuits consécutives entraînait des perturbations métaboliques semblables à celles causées par le diabète[13]. La capacité de l'organisme de ces jeunes hommes à métaboliser le sucre diminuait de 30 % en raison d'une baisse de l'insuline et d'une augmentation du cortisol. Résultat, le taux de sucre dans leur sang augmentait, comme on le voit chez les diabétiques. On observe aussi un moins bon contrôle du diabète lorsque celui-ci est associé à un mauvais sommeil[14].

Il en va de même pour la tension artérielle, qui augmente lorsqu'on est en manque de sommeil[15]. On constate que 24 % des adultes de 32 à 59 ans qui dorment quotidiennement 5 heures ou moins sont hypertendus, comparativement à 12 % des gens qui dorment 7 ou 8 heures.

Le sommeil affecte également notre immunité. Ainsi, les gens qui passent une nuit blanche après s'être fait vacciner produisent deux fois moins d'anticorps que ceux qui ont passé une nuit normale[16]. Ce résultat s'explique par l'influence négative qu'a le manque de sommeil sur nos lymphocytes, ces globules blancs qui fabriquent nos anticorps. Nous savons également que les molécules inflammatoires et oxydantes qui servent à nous défendre contre les infections, par exemple, peuvent aussi être toxiques pour nos cellules. Lorsqu'elles sont présentes de façon chronique, elles augmentent les risques de cancer et de maladie cardiovasculaire. Or, le simple fait de réduire son temps de sommeil de huit heures à six heures par nuit, soit seulement deux heures, provoque une augmentation notable dans le sang de la quantité de TNF-α et d'interleukine 6, deux molécules inflammatoires[17].

Qui dort dîne – Nouveau regard sur l'épidémie d'obésité

Les statistiques sont alarmantes. En 20 ans, la proportion de gens obèses a plus que doublé au Canada[18]. Près de une personne sur deux présente un excès de poids et une sur cinq est obèse.

Historiquement, on a toujours mis la faute sur l'alimentation et le manque d'exercice, mais si l'on veut comprendre notre incapacité comme société à perdre du poids, il faut regarder ailleurs. Depuis 50 ans, on observe deux tendances : nous sommes de plus en plus gros et nous dormons de moins en moins. Pendant que la proportion de gens obèses a plus que doublé, passant de 10 à 25 %, nous avons diminué de plus de 2 heures 30 (30 %) en moyenne notre temps de sommeil par nuit. Une corrélation parfaite qui n'est pas le fruit d'un hasard statistique. La carence en sommeil est selon plusieurs chercheurs[19][20] le principal facteur à l'origine de l'épidémie actuelle d'obésité. Plus de 40 études[21] sur le sujet ont obtenu des résultats plus ou moins similaires : le manque de sommeil augmente le risque d'obésité.

Prenons l'étude suivante, réalisée dans la région de Québec sur 537 personnes par l'équipe de Jean-Pierre Després et d'Angelo Tremblay de l'Université Laval à Québec. Les gens qui dormaient moins de six heures par nuit avaient près de quatre fois plus de risque d'être obèses que ceux qui dormaient entre sept et huit heures. En comparaison, chez ceux qui ne faisaient pas d'exercice ou qui avaient une diète riche en graisse (plus de 40 % des calories sous forme de gras), le risque d'obésité n'était que doublé par rapport à ceux qui faisaient de l'exercice ou qui mangeaient moins de graisse (moins de 30 % des calories sous forme de gras).

Les mêmes auteurs ont également regardé le risque de devenir obèse chez 283 sujets sur une période de 6 ans. Ils ont constaté que le manque de sommeil à lui seul augmentait le risque de trois fois, une augmentation comparable à celle que produisent l'inactivité physique et une diète riche en graisse réunies[20].

D'autres auteurs ont également confirmé l'impact du manque de sommeil sur le poids, notamment sur la perte de poids. Lorsqu'ils suivent un régime, les sujets en manque de sommeil (5,5 heures par nuit en comparaison à 8,5 heures par nuit) perdent deux fois moins de graisse que les sujets qui dorment plus. Un résultat attribuable aux changements métaboliques induits par le manque de sommeil[22]. En fait, la carence en sommeil engendre de nombreuses perturbations physiologiques qui modifient l'appétit et le métabolisme. Trois hormones sont principalement en jeu :
- la **leptine**, frein de notre appétit ;
- la **ghréline**, stimulant de l'appétit ;

- l'**orexine** (ou **hypocrétine**), qui diminue la sensation de fatigue et est associée à des comportements alimentaires de type récompense, où l'aliment n'est pas consommé pour un besoin calorique mais pour un besoin émotionnel ou psychologique.

Pendant notre sommeil, nous sécrétons une hormone qui diminue l'appétit, la leptine. Pas si faux, le dicton « qui dort dîne », même si cette expression vient du Moyen Âge et qu'on l'utilisait dans les auberges où l'on n'avait le droit de manger que si l'on avait réservé une chambre pour dormir. Le manque de sommeil est associé à une diminution de la sécrétion de la leptine, le frein de notre appétit. On a donc plus faim lorsqu'on ne dort pas suffisamment.

Les longues heures d'éveil sont aussi associées à une légère baisse du taux de sucre dans le sang, qui stimule la sécrétion de ghréline, et donc l'appétit. Manque de leptine + excès de ghréline = augmentation accrue de l'appétit. Le manque de sommeil déclenche de plus la sécrétion d'orexine. L'orexine, ou hypocrétine, est une sorte d'amphétamine naturelle ; sa sécrétion stimule l'éveil et diminue la fatigue. Elle provoque par surcroît une augmentation de la consommation d'aliments et engendre des comportements alimentaires nuisibles tels que l'utilisation de la nourriture comme récompense. De fait, les personnes en manque de sommeil mangent plus entre les repas et leurs collations sont riches en sucre et pauvre en légumes[19]. Nous sommes en effet nombreux à grignoter lorsque nous ressentons de la fatigue ou de la somnolence. En situation de manque de sommeil, notre appétit roule donc à tombeau ouvert, le pied sur l'accélérateur et sans freins.

Non seulement on a faim mais, comme on ne dort pas, on a plus de temps pour manger. Résultat : on multiplie les visites dans le garde-manger. Cette augmentation des calories consommées pourrait être compensée par les calories brûlées, mais ce n'est pas le cas probablement à cause de la fatigue et des changements de notre métabolisme. Des

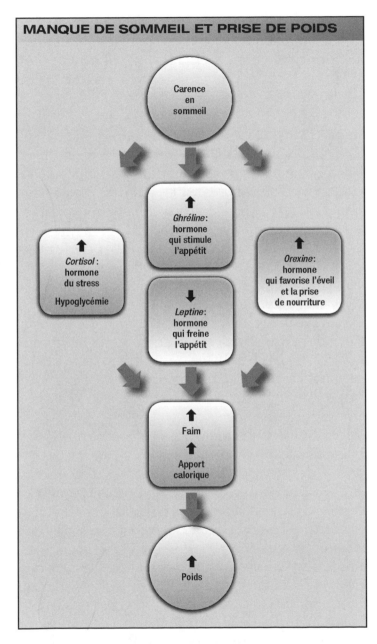

La carence en sommeil provoque des fluctuations hormonales qui augmentent notre appétit et jouent un rôle dans la prise de poids. Une flèche vers le haut signifie une augmentation, une flèche vers le bas, une diminution.

études sont encore en cours sur cette question. Au final, la personne en manque de sommeil mange trop et prend du poids, principalement à la taille, ce qui est encore plus nuisible pour la santé comme nous le verrons dans le chapitre sur les bonnes habitudes de vie[23].

Sommeil et croissance

J'ai été fasciné par une communication scientifique que j'ai entendue lors d'un congrès sur le sommeil. Elle s'intéressait au retard de croissance chez les enfants portoricains. Les auteurs avaient regardé les effets de l'alimentation, des maladies, du niveau socioéconomique, mais rien ne ressortait. Jusqu'au jour où une intervenante qui avait fait les visites à domicile mentionne qu'elle n'arriverait jamais à dormir dans des logements surpeuplés comme ceux qu'elle avait visités. La clé était peut-être là. La sécrétion de l'hormone de croissance, indispensable à l'enfant, se fait pendant le sommeil lent profond. Les chercheurs ont alors fait l'hypothèse que la fragmentation du sommeil causée par l'activité nocturne de ces logements surpeuplés nuisait à la sécrétion de l'hormone de croissance.

Même si les résultats de cette étude ne sont pas connus, nous savons que les enfants grandissent pendant leur sommeil grâce à la sécrétion de l'hormone de croissance. Tout ce qui est susceptible d'affecter leur sommeil est parallèlement susceptible de nuire à la sécrétion de l'hormone de croissance et à leur développement. La relation peut être subtile comme le montre l'exemple de 3 enfants entre 4 ans et demi et 15 ans et demi qui étaient victimes d'abus. On avait observé chez eux des retards de croissance associés à une diminution de l'hormone de croissance. Après leur retrait de leur milieu et l'amélioration de leurs conditions de vie, les auteurs ont observé une normalisation de l'hormone de croissance et de la croissance elle-même[24]. Plusieurs études ont aussi montré que l'apnée du sommeil entraînait une diminution de la sécrétion de l'hormone de croissance et des retards de croissance qui se corrigeaient à la suite du traitement[25].

Sommeil et performance physique

Il est intéressant et encourageant de constater que l'équipe olympique canadienne a mis sur pied un programme de gestion du sommeil pour nos athlètes. Nous sommes, au Centre hospitalier de l'Université de Montréal (CHUM), partenaire de ce programme qui est sous la direction du Dr Charles Samuels de l'Université de Calgary en Alberta. La quantité et la qualité du sommeil peuvent avoir un impact important sur la performance sportive, comme le signalait le Dr Samuels dans une publication récente[26]. Le manque de sommeil, par exemple, peut entraîner une diminution de l'endurance physique, comme le montre une étude réalisée chez 11 sujets en bonne forme physique[27]. On a observé que le lendemain d'une nuit blanche, ils parcouraient en 30 minutes 187 mètres de moins que la distance parcourue dans le même temps la semaine précédente après une bonne nuit de sommeil. Une diminution de seulement 3 %, mais qui peut faire toute la différence quand on sait que la victoire tient le plus souvent à bien moins. Dans un même ordre d'idées, un autre groupe de chercheurs[28] a montré qu'une sieste de 30 minutes aide à contrecarrer les effets d'une nuit de 4 heures. La vigilance, la mémoire à court terme, les temps de réaction et la performance physique mesurée par une course de 20 mètres se sont améliorés de façon notable après la sieste. Une amélioration pouvant représenter 1 seconde sur un 100 mètres qui se gagne habituellement par quelques centièmes de seconde.

Le moment de la journée où se déroule la compétition joue aussi un rôle clé. Les études sur le rythme circadien suggèrent que nous sommes au maximum de nos capacités physiques en fin d'après-midi jusqu'à environ 19 heures[29]. C'est d'ailleurs la période de la journée où le plus grand nombre de records ont été établis lors de compétitions sportives. Lorsqu'un athlète est sous le coup du décalage horaire lors d'une compétition, sa performance peut en souffrir s'il ne s'est pas acclimaté au nouvel horaire.

Une autre étude a montré qu'une équipe de baseball professionnelle a jusqu'à 60,6 % plus de chance de gagner si elle joue contre une équipe qui est sous l'effet d'un décalage horaire de 3 heures[30]. Cet effet est encore plus important si l'équipe a voyagé de l'est vers l'ouest. En effet, à 19 heures, heure locale de l'Ouest, il est 22 heures (heure de l'Est) pour l'équipe des visiteurs. Une heure plus propice au sommeil qu'à une bonne performance. Les équipes qui voyagent de l'ouest vers l'est sont moins désavantagées. Lorsque les matchs sont en soirée, heure locale (Est), leur organisme a l'impression d'être en fin d'après-midi, un moment idéal pour avoir une bonne performance. Sur le continent nord-américain, les équipes de l'ouest sont donc favorisées, tant à la maison que sur la route, et comptent plus de fiches gagnantes selon l'étude de Winter.

Sommeil et mémoire

Le sommeil permet à la mémoire de se graver définitivement dans notre cerveau comme sur le disque dur d'un ordinateur. Plusieurs études ont démontré que la mémorisation est plus efficace lorsqu'elle est suivie d'une période de sommeil, et qu'il est plus facile d'apprendre des notions successives lorsqu'elles sont séparées, à temps égal, par une période de sommeil plutôt que d'éveil. Le sommeil améliore également l'apprentissage de raisonnements logiques et de séquences motrices complexes comme jouer d'un instrument de musique.

Dans les faits, les souvenirs se constituent en trois étapes[31]. D'abord, la nouvelle expérience laisse une trace biochimique dans le cerveau. Plus précisément là où se fait la communication entre les neurones, dans les synapses, on parle de la *trace mnésique*. On peut observer cette trace grâce à la tomographie par émission de positrons. On voit, par exemple, que certaines zones du cerveau s'activent, s'allument, pendant qu'une personne apprend une nouvelle tâche. Ces mêmes zones s'activent durant le sommeil qui suit un apprentissage. Plus l'activation est importante, plus l'apprentissage est maîtrisé le lendemain. Ces recherches confirment que le sommeil sert à consolider la trace mnésique en rejouant, en quelque sorte, les séquences biochimiques au niveau des synapses. La troisième phase correspond à la phase de rappel. La trace mnésique bien consolidée peut alors être rappelée à notre esprit quand on en a besoin ; c'est le souvenir. Même les performances motrices, comme une séquence de mouvements, s'améliorent après le sommeil sans qu'il y ait eu de pratique ultérieure. La consolidation est plus efficace si on passe par tous les stades du sommeil, mais même une sieste aide à consolider la mémoire.

Dormir, un plaisir ?

> *La durée de sommeil nécessaire à chacun est d'environ cinq minutes… de plus.*
> Max Kauffman, humoriste

Dormir est assurément une nécessité, mais ce n'est pas un plaisir pour tout le monde. Pour certains, c'est un gaspillage de temps précieux qui pourrait être utilisé de façon plus productive. Pourtant, le sommeil est une étape indispensable pour l'atteinte de nos objectifs personnels, quels qu'ils soient. Afin d'accorder au sommeil toute l'importance qu'il mérite et pour qu'il devienne un plaisir, il faut également comprendre quel type de dormeur vous êtes. Êtes-vous un long ou un court dormeur, un type du matin ou un oiseau de nuit ?

La durée moyenne de sommeil est de 7,5 heures par jour, mais la durée idéale de sommeil varie d'une personne à l'autre. Certains ont besoin de 4 heures de sommeil par jour pour se sentir frais et dispos le lendemain, d'autres de 12 heures. Certains sont plus performants le matin et d'autres le soir, ce qui correspond respectivement à une avance et à un retard de l'horloge circadienne, par rapport à la moyenne des gens. Pour que le sommeil soit et demeure un plaisir, il faut connaître et respecter nos rythmes personnels et savoir s'adapter aux conditions changeantes de la vie. Vous découvrirez au fil de la lecture quel type de dormeur vous êtes et en quoi consistent les stratégies qui peuvent vous aider à avancer ou à retarder votre horloge interne pour que votre sommeil s'harmonise le mieux possible avec votre mode de vie.

LE SOMMEIL DES ANIMAUX

Tous les animaux dorment, mais pas tous de la même façon[6]. Les oiseaux peuvent dormir en volant et les dauphins en nageant. La durée du sommeil est quant à elle inversement proportionnelle à la taille et au métabolisme de l'animal. Ainsi, les petits animaux qui ont un métabolisme élevé dorment plus longtemps. Le furet dort 18 heures par jour, alors que l'éléphant, qui a un métabolisme plus lent, ne dort que 4 heures.

Quel est le lien entre le métabolisme et la durée du sommeil ? Le métabolisme est le fruit de la consommation d'oxygène et de nutriments par nos cellules. Il en résulte de l'énergie, mais aussi des déchets nommés *oxydants* qui sont nocifs entre autres pour la membrane, ou enveloppe, des cellules. Les petits animaux produisent proportionnellement une plus grande quantité d'oxydants que les gros et auraient donc besoin de plus de sommeil pour réparer les lésions cérébrales causées par ces oxydants.

Danger, je manque de sommeil !

Le sommeil s'abat sur la fatigue comme un oiseau de proie.
Victor Hugo, *Les travailleurs de la mer* (1866)

Nous sommes samedi, il est 4 h 30 du matin. Un garçon de 18 ans raccompagne ses amis à la maison. Il est le

LA SOMNOLENCE AU VOLANT

Quels sont les facteurs de risque ?

L'âge du conducteur (Les jeunes sont plus à risque.)

Le manque chronique de sommeil (ex. : travailleur à horaire variable ou de nuit, adolescents)

Le manque aigu de sommeil (Après 15 heures d'éveil, le risque augmente de 4 fois et après 20 heures, de 30 fois.)

La prise d'alcool (une bière et 4 heures de sommeil = 6 bières)

Les médicaments (somnifères, antidouleurs comme la morphine, anti-dépresseurs, antihistaminiques pour le rhume, les allergies ou les nausées)

La conduite pendant le creux circadien de la vigilance, vers 5 heures du matin et 14 heures ; ces heures peuvent varier si on est en décalage horaire ou si on a un trouble du rythme circadien comme un retard de phase (oiseaux de nuit).

Un trouble du sommeil non traité (ex. : apnée du sommeil)

Les signes

Paupières lourdes, clignement des yeux, difficulté à focaliser son attention

Bâillement, hochement de la tête (cogner des clous), bouger sur son siège

Oubli des derniers kilomètres parcourus, sortie manquée

Pensées vagabondes et inappropriées au contexte, rêve éveillé

Que faire ?

Ranger la voiture dans un endroit sécuritaire (halte routière) et donner le volant à un autre conducteur ou faire une sieste de 15 à 30 minutes.

Boire un café, un cola ou une boisson énergisante avant la sieste, car l'effet peut mettre 30 minutes avant de se manifester. Attention, on ne peut compter uniquement sur le café pour rester éveillé.

Faire une courte marche après la sieste pour bien se réveiller.

---

conducteur désigné et fier de l'être. Ce jour-là, tout le monde sera rentré en sécurité sauf lui. Il s'est endormi à quelques minutes de chez lui et a trouvé la mort. Ce type d'accident causé par la somnolence au volant est de plus en plus fréquent. Je ne veux pas décourager la pratique du conducteur désigné, mais nous devons savoir qu'il ne faut pas prendre le volant si on est trop fatigué, que c'est tout aussi dangereux que de conduire en état d'ébriété. Les adolescents sont particulièrement à risque, car ils présentent fréquemment un retard de phase : ils se couchent tard et se lèvent tard. Pendant la semaine d'école, ils se lèvent à des heures matinales, ce qui entraîne une dette de sommeil. Cette dette est maximale vers la fin de la semaine et coïncide avec la sortie du vendredi soir. Ce n'est pas pour rien que la consommation de boissons énergisantes est si populaire chez les jeunes. Le quart des accidents de la route causés par un endormissement au volant se produisent chez des jeunes de moins de 25 ans[32]. Le simple fait de savoir que le risque est là devrait nous inciter à la prudence et à changer nos comportements.

Nous avons tous le souvenir de l'accident de l'*Exxon Valdez* en 1989, de l'explosion du réacteur nucléaire de Tchernobyl en 1986 ou de celle de la navette spatiale *Challenger* également en 1986. Cependant, peu de gens savent que les commissions d'enquête sur ces accidents ont incriminé la fatigue ou la somnolence parmi les causes de ces catastrophes. En effet, le pilote de l'*Exxon Valdez* étant en état d'ébriété, c'est le copilote qui a dû prendre les commandes presque en continu pendant 48 heures. Au cours de cette période, il n'a dormi que 6 heures. Les responsables du lancement de *Challenger* n'ont dormi que 2 heures au cours des 24 heures précédant le décollage. L'explosion de Tchernobyl est survenue en pleine nuit. Dans les trois cas, le manque de sommeil a été jugé comme un des facteurs ayant mené aux erreurs de jugement du personnel en fonction[33].

La somnolence se caractérise par l'envie ou le besoin de dormir. Elle s'accompagne de signes physiques comme les paupières lourdes qui se ferment involontairement et une sensation de froid associée à la baisse de la température corporelle. La somnolence apparaît habituellement lorsque nous n'avons pas dormi depuis plusieurs heures. Plus nous restons éveillés longtemps, plus elle sera importante. Elle peut également être induite par des médicaments, par certaines substances inflammatoires, comme le TNF-α, sécrétées lors de la grippe, ou par un mauvais sommeil, comme dans les cas de l'apnée du sommeil. Nous reviendrons plus loin sur les causes spécifiques de la somnolence.

En fait, la somnolence est la cause de 57 % des décès chez les camionneurs et elle est ainsi la principale cause de mortalité au travail. Les exemples de ses méfaits sont également nombreux en médecine. Il est troublant de constater que les étudiants en médecine qui doivent faire des gardes de 24 heures à l'hôpital ont un risque 2,3 fois plus élevé d'être impliqués dans un accident de la route le lendemain de leur garde et qu'ils rapportent 5,9 fois plus de situations où ils ont évité de justesse un accident. À la suite de cette étude publiée dans le prestigieux *New England Journal of Medicine* en 2005[34], l'État du Massachusetts a changé la loi pour interdire la conduite après une période de 24 heures d'éveil. Paradoxalement, le médecin ou l'étudiant pourra procéder à une chirurgie ou prendre des décisions critiques après 24 heures d'éveil, mais il ne pourra pas conduire pour rentrer à la maison. Cette inertie à changer l'organisation du travail vient à la fois de la difficulté à modifier des façons de faire en vigueur depuis des années et de l'ignorance des conséquences du manque de sommeil. Plus de 30 études sur le sujet ont pourtant montré qu'il y a une augmentation des erreurs de procédures et de prescriptions chez les médecins et le personnel infirmier en fin de garde ou la nuit, et que ce problème peut persister pendant 48 heures même après qu'ils ont dormi.

Une de ces études a été réalisée au cours d'une chirurgie virtuelle sur simulateur chez les étudiants en chirurgie[35]. Lorsqu'ils étaient à la fin de leur garde de 24 heures, les résidents commettaient 2 fois plus d'erreurs que lorsqu'ils étaient reposés. Malgré ces erreurs, les sujets n'augmentaient pas le temps fourni pour exécuter la procédure comme le ferait une personne reposée qui commettrait autant d'erreurs.

La personne en manque de sommeil n'a qu'une envie : aller dormir. Elle aura donc tendance à diminuer le temps requis pour accomplir une tâche, à tourner les coins ronds, ce qui peut l'amener à faire encore plus d'erreurs.

Plusieurs autres études ont également démontré que le manque de sommeil a des effets comparables à ceux de l'alcool. Une de ces études évaluait la performance de conduite des sujets alors qu'ils n'avaient pas dormi depuis la veille. À 5 heures, leur performance sur simulateur était comparable à celle d'une personne dont le taux d'alcool dans le sang est de 0,05 %, et de 0,10 % à 7 heures 30[36]. Au Québec, il est interdit de conduire lorsque le taux d'alcool dans le sang dépasse 0,08 %.

Vous me direz peut-être que cela ne vous concerne pas personnellement, car vous n'êtes pas soumis à des horaires aussi intenses. Eh bien, détrompez-vous ! Les recherches montrent que le manque de sommeil chronique a des effets tout aussi importants. Le professeur américain David Dinges est probablement la plus grande sommité en la matière. Ses travaux sont notamment commandités par l'armée américaine. Une de ses études démontre que deux heures de sommeil en moins par nuit pendant deux semaines a des effets comparables à ceux d'une nuit blanche sur nos capacités d'attention et d'exécution d'une tâche aussi simple que d'appuyer sur un bouton au bon moment[37].

On peut se demander à quoi peuvent servir de telles informations. Premièrement, à sensibiliser nos dirigeants et nos politiciens, mais également à nous conscientiser nous-mêmes. Certaines organisations ont intégré le sommeil à leurs décisions, notamment en ce qui concerne l'organisation des horaires de travail, les lois sur le camionnage ou les horaires de garde pour la formation des futurs médecins. Ainsi, dans plusieurs universités, les gardes n'excèdent pas 12 heures. On retrouve des programmes de gestion de la fatigue dans certaines compagnies de transport et des endroits pour faire la sieste pour aider les travailleurs de nuit dans les hôpitaux. Les effets du manque chronique de sommeil sont beaucoup plus pernicieux que ceux de l'alcool ou d'une nuit blanche. La personne qui a consommé modérément de l'alcool ou qui n'a pas dormi de la nuit évalue mieux ses capacités que la personne qui est en manque chronique de sommeil. Elle est plus susceptible de réagir de façon responsable en ne conduisant pas.

Le phénomène est le suivant : lorsque le manque de sommeil est progressif, la sensation de fatigue ou d'épuisement qui l'accompagne est moins intense et nous avons ainsi tendance à surestimer nos capacités. Une personne, un camionneur, un pilote qui sait qu'il a mal dormi au cours des dernières semaines devrait redoubler de prudence au volant ou au travail. Concrètement, cela veut dire se donner des périodes de repos plus fréquentes, faire des siestes préventives, éviter de conduire au moment où son attention est à son minimum, c'est-à-dire dans le creux funeste du milieu d'après-midi ou de la fin de la nuit.

Il ne faut surtout pas combattre la somnolence. La grande majorité des gens qui s'endorment au volant le font à moins de un kilomètre de leur destination. Nous sommes capables d'évaluer que nous avons sommeil, de reconnaître que nos paupières sont lourdes, qu'il nous est difficile de rester concentrés, que nous bougeons constamment sur notre siège ou que nous n'avons pas souvenir des derniers kilomètres. Cependant, les études démontrent que les conducteurs sont incapables de prédire le moment où ils vont réellement s'endormir. Ainsi, lorsqu'un patient mentionne qu'il lui arrive de se garer pour faire une sieste, je le félicite et lui dis que cela a peut-être déjà sauvé des vies, la sienne ou celle d'une autre personne.

Les causes de la somnolence

Le **manque de sommeil** est la cause la plus importante de somnolence excessive. Ce qui nous amène à une question centrale : de combien d'heures de sommeil avons-nous donc besoin ?

La réponse est relativement simple : il faut dormir suffisamment pour se sentir frais et dispos le lendemain. Cependant, voici les recommandations de la Fondation américaine sur le sommeil (NSF), selon l'âge :

Selon l'âge et la culture, la durée moyenne de sommeil peut varier d'environ une heure. Notons qu'il s'agit ici de ce que nous observons, mais pas nécessairement de ce dont les gens ont besoin. De 20 ans à 80 ans, la durée moyenne du sommeil nocturne diminue d'environ 1 heure 20[38]. Les Anglais dorment environ une heure de moins (6,5 h) que les Allemands et les Portugais (7,5 h). Les Canadiens semblent dormir un peu plus. La dernière enquête de Statistique Canada de 2005, réalisée auprès de 19 500 répondants de 15 ans et plus, nous montre que les hommes dorment en moyenne 8 heures 11. Les femmes dorment un peu plus, soit 8 heures 18, mais 35 % d'entre elles disent avoir des difficultés à s'endormir ou à rester endormies, comparativement à 25 % des hommes. Il est intéressant de constater

BESOINS EN SOMMEIL SELON L'ÂGE		
	Âge	Heures de sommeil
Nouveau-nés	0 à 2 mois	12 à 18 heures
Bébés	3 à 11 mois	14 à 15 heures
Tout-petits	1 à 3 ans	12 à 14 heures
Enfants d'âge préscolaire	3 à 5 ans	11 à 13 heures
Enfants du primaire	5 à 10 ans	10 à 11 heures
Adolescents	10 à 17 ans	8,5 à 9,25 heures
Adultes	Plus de 18 ans	7 à 9 heures

que les femmes qui font de l'exercice rapportent moins de problèmes de sommeil (29 %). Les couples avec 2 enfants et les travailleurs dont le temps de déplacement pour se rendre au travail est supérieur à 60 minutes dorment en moyenne 25 et 22 minutes de moins respectivement que la moyenne de la population.

Environ 5 % des gens peuvent être qualifiés de courts dormeurs, c'est-à-dire qu'ils dorment moins de 5 heures par jour, ou de longs dormeurs, soit plus de 10 heures par jour[2]. La génétique ne nous a pas tous faits égaux devant le dieu Hypnos.

Peu importe leurs besoins personnels, nous constatons que de nos jours les gens dorment au moins une heure de moins que ce dont ils ont besoin et que cela a des conséquences. Pour la plupart des gens, la sensation de fatigue matinale est tout simplement due au fait qu'ils n'ont pas assez dormi.

Parmi les autres causes fréquentes de somnolence, on compte les horaires variables ou le travail par quart, l'apnée du sommeil, la dépression, la prise de médicaments et les mauvaises habitudes de sommeil. Les horaires variables et l'apnée du sommeil seront abordés dans les sections qui suivent.

Les médicaments constituent un élément important qu'il ne faut pas négliger. L'utilisation d'antidouleurs narcotiques, comme la codéine ou la morphine, et d'antihistaminiques, comme le Gravol, le Benadryl ou l'Atarax, augmente de façon importante le risque d'accident de la route chez les camionneurs. Une étude australienne réalisée auprès de 2342 camionneurs révèle que les narcotiques augmentent le risque d'accident de 2,4 fois et les antihistaminiques, de 3,4 fois[39]. N'allez pas penser que les camionneurs ont le mal des transports ou qu'ils présentent beaucoup d'allergies. Nombre d'entre eux prennent des antihistaminiques pour mieux dormir lors des voyages. Cependant, ces médicaments ont des effets secondaires

MÉDICAMENTS QUI PEUVENT PROVOQUER LA SOMNOLENCE

Somnifères (pour dormir)
Anxiolytiques (contre l'anxiété)
Antidépresseurs
Antipsychotiques (contre les psychoses)
Antiépileptiques
Antiparkinsoniens
Antihistaminiques
Antinauséeux
Antidouleurs

REMBOURSER SA DETTE DE SOMMEIL

Lorsque j'ai terminé ma résidence en médecine, j'étais incapable d'aller au cinéma sans m'endormir, et aller souper chez des amis était une torture. Mes nombreuses nuits de garde et d'étude avaient entraîné une importante dette en sommeil et je m'endormais partout. Un mois après mes derniers examens, j'ai été surpris de constater, lors d'une fête chez des amis, qu'il était minuit et que j'étais encore capable de participer à la discussion. Je me souviens très bien de m'être dit : « Ha ! j'ai remboursé ma dette… »

Heureusement, notre corps est un meilleur créancier que notre banque. Alors que vous aurez à rembourser chaque dollar que vous devez et probablement plus avec les intérêts, votre corps, lui, s'arrange pour que le remboursement se fasse en accéléré. Les stades de sommeil s'adaptent, le sommeil est plus profond et plus réparateur. Ainsi, en dormant un peu plus que notre besoin normal, il est possible de rembourser notre dette de sommeil en quelques jours ou en quelques semaines, même si nous sommes en dette de centaines ou de milliers d'heures. Plusieurs de mes patients m'ont avoué qu'ils passaient leurs vacances à dormir et qu'ils ne commençaient à se sentir reposés et à pouvoir dormir normalement qu'au bout de la troisième semaine. La sieste est efficace pour diminuer temporairement la somnolence, mais la fatigue, elle, a besoin de bonnes nuits de sommeil pour disparaître. Cependant, mieux vaut éviter la dette de sommeil, car les torts pour notre santé, eux, peuvent devenir permanents.

comme la somnolence au réveil. Leur usage associé à la conduite est d'ailleurs fortement déconseillé.

Si vous pensez qu'un de vos médicaments est la cause de votre somnolence, il ne faut pas arrêter d'en prendre sans en avoir parlé à votre médecin. Ayez toutefois conscience du risque qu'il représente et agissez avec prudence si vous conduisez ou devez faire un travail ou une activité à risque.

Points clés

- Le sommeil est important pour la réparation des membranes cellulaires endommagées par les oxydants pendant l'éveil et il est nécessaire à la croissance des enfants.
- Le manque de sommeil favorise l'hypertension, le diabète, la prise de poids et nuit à la performance physique et aux apprentissages.
- Pour que dormir soit un plaisir, il faut d'abord savoir à quel type de dormeur on correspond et respecter sa nature.

Conseils

- Il est important de dormir suffisamment, car le manque de sommeil a des effets comparables à ceux de l'alcool.
- Si vous êtes près de vous endormir au volant, il ne faut pas résister, mais vous ranger et faire une sieste, même si vous n'êtes qu'à quelques minutes de votre destination.
- Si vous présentez de la somnolence, questionnez-vous et parlez-en à votre médecin, car en plus du temps de sommeil, les médicaments et certaines maladies comme l'apnée du sommeil peuvent en être la cause.

DEUXIÈME PARTIE

Dormir !

La première étape pour apprivoiser son sommeil et dormir mieux est de savoir quel type de dormeur on est. Il est aussi important de trouver des façons de composer avec les changements physiologiques qui s'opèrent au fil des ans, de même qu'avec la société, l'environnement et la maladie. Cette partie contient beaucoup de conseils. Il est donc primordial de comprendre les mécanismes de la motivation. Que vaut le meilleur conseil si on ne l'applique pas ?

Voici une brève description des sujets qui seront abordés dans cette deuxième partie :

LES CHANGEMENTS DU SOMMEIL AU FIL DES ANS

Comme notre corps, notre sommeil se transforme au cours de la vie. Comprendre ces transformations est le premier pas pour apprivoiser son sommeil et s'adapter aux changements.

DES ACTIONS QUI PROFITENT À TOUS

Pas besoin d'avoir un trouble du sommeil, d'être insomniaque ou d'être obèse pour prendre des mesures afin de profiter d'un meilleur sommeil, de mieux se nourrir et de respirer plus efficacement. Ces conseils relatifs à l'environnement et à l'hygiène du sommeil, à la relaxation et à la gestion du poids sont simples, mais nécessitent que vous trouviez une bonne raison de les mettre en pratique. En plus d'avoir les outils, il faut aussi avoir la motivation pour les utiliser. C'est la clé du succès. Choisir des objectifs, faire un plan d'action, identifier les obstacles et la manière de les surmonter, impliquer votre entourage, voilà les étapes susceptibles de bâtir et de maintenir votre motivation vers l'atteinte de votre but.

COMPOSER AVEC LA SOCIÉTÉ ET L'ENVIRONNEMENT

Mon sommeil bousculé, le travail de nuit. Comment faire pour minimiser les risques pour la santé lorsqu'on n'a pas le choix de ses horaires de sommeil ?

Mon horloge voyage, le décalage horaire. Voilà un phénomène typique de la société moderne et des déplacements rapides à travers plusieurs fuseaux horaires. Avant l'avion, le décalage horaire n'existait pas. Lors des premières traversées transatlantiques en bateau, le corps avait le temps de s'adapter progressivement et lentement au changement d'horaire. Alors, que peut-on faire à part choisir le bateau ?

Les changements du sommeil au fil des ans

Le temps d'une berceuse – La petite enfance

Lorsque j'étais en formation à Grenoble, en France, on m'a demandé de faire une présentation sur le sommeil du nourrisson. J'avais alors très peu lu sur le sommeil des enfants et je me spécialisais en médecine adulte, mais j'étais riche de l'expérience de mes deux premiers enfants, et en particulier de ma fille de six mois. Elle avait un sommeil difficile et perturbé. Elle avait toujours besoin de s'endormir dans nos bras, le soir et pendant la nuit. Nous devions nous lever et recommencer notre rituel, incluant le biberon, pour qu'elle se rendorme. Mes lectures m'ont montré qu'en fait, elle ne faisait que reproduire ce que nous lui avions appris.

Le sommeil est un conditionnement fragile et délicat. Nous avons dû prendre notre courage à deux ou à quatre mains et changer la routine du dodo. Au lieu d'endormir le bébé dans nos bras avec un biberon, nous avons modifié nos habitudes pour qu'elle s'endorme seule et devienne autonome, car un enfant s'éveille plus d'une dizaine de fois par nuit. Nous avons également arrêté de lui donner un biberon chaque fois qu'elle se réveillait la nuit. La transition ne s'est pas faite sans pleurs et nous avons dû résister à l'envie de la prendre et de la bercer. Nous retournions la voir, lui dire quelques mots ou lui caresser le dos, et repartions après un maximum d'une minute. Nous avons également allongé progressivement le temps avant de retourner dans la chambre. Les premiers jours, nous y retournions après 2 minutes de pleurs, puis après 15 minutes, puis 30, jusqu'à ce qu'elle apprenne à se rendormir seule. Après seulement une semaine (mais quelle semaine !), nous dormions tous mieux. La période de la petite enfance présente de nombreux défis et c'est souvent notre réponse de parents qui sera déterminante pour la suite des choses.

Le sommeil du nourrisson est naturellement fragmenté et alterne avec de courtes périodes d'éveil toute la journée et toute la nuit, sans horaire précis[40]. Avec le temps, les périodes de sommeil et d'éveil deviennent de plus en plus longues. Vers le quatrième mois, le sommeil se consolide et le cycle veille-sommeil (jour-nuit) se met en place. L'enfant peut alors dormir de longues heures consécutives sans réveils. Cependant, il restera sensible au rituel ou à la routine d'endormissement toute sa vie. Cette dernière doit être simple et régulière, favoriser la détente et l'autonomie. Ce moment est propice au rapprochement entre le parent et l'enfant, mais il est important que l'enfant comprenne dès le plus bas âge que ce temps précieux est compté et qu'il ne pourra pas reporter l'heure du coucher indéfiniment. Succomber à une autre berceuse ou à une autre histoire enseigne à l'enfant que l'on peut toujours négocier et se coucher plus tard. La routine de sommeil diminue le stress associé à l'endormissement à condition qu'elle ne soit pas négociable.

La routine ne doit pas être trop longue. Il est important que l'enfant s'endorme seul après votre départ, sinon il aura besoin de vous lors des réveils inévitables pendant la nuit. Réveils qui peuvent être favorisés par le biberon, pourtant si efficace pour endormir les enfants. En effet, l'apport calorique et la digestion du lait augmentent la température corporelle du nourrisson et sa production d'urine. L'enfant se retrouve donc avec un sommeil plus léger et le parent avec une couche à changer, et tout est à recommencer. Après le sixième mois, le biberon ne devrait plus faire partie de la routine de sommeil et le bébé ne devrait pas boire plus d'un biberon de 8 onces par nuit, ou passer plus de 2 ou 3 minutes au sein. Si sa couche est souvent mouillée la nuit, c'est probablement qu'il boit trop. Il faut alors diminuer progressivement la quantité et allonger l'intervalle entre les boires. L'enfant boit souvent simplement par association, pour trouver le sommeil et non parce qu'il a faim.

DÉFIS DE LA PETITE ENFANCE

Développer l'autonomie de son enfant en le laissant s'endormir seul. Il apprendra alors à trouver près de lui le réconfort dont il a besoin pour s'endormir, grâce à sa couverture ou à son animal en peluche préféré.

S'il se réveille la nuit, on peut, après avoir vérifié que tout va bien, le rassurer avec quelques mots, lui redonner son animal ou sa couverture et retourner se coucher. Cela vaut également pour les siestes.

Lorsque l'enfant est plus vieux, il est parfois nécessaire de le désensibiliser à la présence d'un parent. On lui dira qu'au lieu de se coucher à côté de lui, on va rester assis sur une chaise jusqu'à ce qu'il trouve le sommeil. Au fil des nuits, on éloigne progressivement la chaise du lit pour finalement la sortir de la chambre en laissant ou non la porte ouverte. À l'aide d'un programme de récompenses, l'enfant pourra mettre quelques semaines pour apprivoiser cette nouvelle routine de sommeil.

TROUBLES DU SOMMEIL LES PLUS FRÉQUENTS
6 à 12 mois

Problème	Faits marquants	Conseils
Syndrome du biberon	L'enfant se réveille fréquemment pour boire.	Diminuer progressivement sur 8 à 12 semaines la quantité de lait ou le temps des boires.
Problème d'association lors de l'endormissement	L'enfant ne peut s'endormir seul.	Identifier les mauvais comportements associés à la routine du dodo, comme l'endormir dans vos bras, et adapter la routine aux règles d'une bonne pratique du sommeil.
Avance de phase	L'enfant s'endort et se lève trop tôt.	Retarder progressivement (15 minutes/ jour) l'heure de la sieste, du coucher et du déjeuner.
Retard de phase	L'enfant s'endort et se lève trop tard.	Réveiller l'enfant à heure fixe, devancer progressivement (15 minutes/jour) l'heure de la sieste, du coucher et du déjeuner.
1 à 5 ans		
Non-respect de la routine de sommeil	Négociation interminable lorsque vient le temps de dormir.	La priorité doit être donnée au sommeil. Voir le tableau ci-après sur l'hygiène du sommeil.
Confusion lors du réveil, terreurs nocturnes et somnambulisme	Réveil inadéquat en sommeil profond (premier tiers de la nuit). Habituellement sans conséquence pour l'enfant qui ne se souvient pas de l'événement.	S'assurer qu'il ne se blesse pas et attendre qu'il se rendorme. Favoriser une bonne hygiène du sommeil. Consulter si le problème débute après l'âge de sept ans.
Ronflement et apnée du sommeil	Associé le plus souvent à des adénoïdes ou à des amygdales de grande taille et à l'obésité.	Consulter si l'enfant présente des arrêts respiratoires ou des signes de fatigue le jour.

5 à 12 ans		
Problèmes	**Faits marquants**	**Conseils**
Hygiène du sommeil inadéquate	Facteurs qui nuisent à l'endormissement et entraînent un manque de sommeil.	Voir le tableau suivant.
Confusion lors du réveil, terreurs nocturnes et somnambulisme	Peuvent persister, mais souvent s'améliorent à cet âge.	Consulter si le problème débute après l'âge de sept ans.
Cauchemars	À la différence des terreurs nocturnes, l'enfant est plus souvent réveillé en fin de nuit et peut raconter ce qui l'a effrayé.	Éviter le manque de sommeil et les choses susceptibles d'effrayer l'enfant ; le rassurer.
Énurésie	L'enfant mouille son lit plus de deux fois par semaine et n'a jamais été propre plus de six mois.	Diminuer la consommation de liquides en soirée. Lorsqu'il est prêt et motivé, utiliser une technique comportementale comme l'alarme de matelas.

Voir Weiss[40].

On dort comme on vit. Une bonne hygiène du sommeil est la base d'un bon sommeil. Plus l'enfant a de problèmes de sommeil, plus le respect de ces règles est important, sans toutefois en faire un dogme.

L'ENFANT ET LA BONNE HYGIÈNE DU SOMMEIL	
Matin	Lever et déjeuner à heures fixes sept jours sur sept
	Exposer l'enfant à la lumière du jour tôt le matin
Jour	Repas et exercices selon un horaire régulier
	Éviter les stimulants comme le chocolat ou le coca-cola au moins six heures avant l'heure du coucher
	Éviter la sieste après 16 heures
Soir	Favoriser les activités calmes et la discussion paisible avant la routine de sommeil
	Éviter l'exercice vigoureux
	Éviter la télévision, les jeux vidéo et l'ordinateur une heure ou deux avant le coucher
Coucher	Attention à la consommation excessive de liquide en soirée et particulièrement au moins une heure avant le coucher
	Le bain peut aider ou nuire selon l'enfant
	La chambre doit être calme, fraîche et sombre
	Berceuse ou histoire prédéfinie. Éviter les histoires à n'en plus finir, comme l'héroïne des *Mille et une nuits*…
	Laisser l'enfant s'endormir seul

Voir Weiss[40].

LE SYNDROME DE MORT SUBITE DU NOURRISSON

Le syndrome de mort subite touche des nourrissons de moins de un an, et qui ont le plus souvent entre deux et quatre mois. La cause exacte n'est pas connue, mais les experts croient que le syndrome est lié à l'immaturité neurologique de l'enfant et à la défaillance des mécanismes protecteurs lorsque la respiration est compromise. De 1990 à 2002, la fréquence de la mort subite du nourrisson a diminué de plus de 50 % au Canada, passant de 8 à 3 cas par 10 000 naissances vivantes. Cette diminution est attribuable à la campagne de publicité prônant le sommeil sur le dos. La position dorsale diminuerait les risques de suffocation et faciliterait le réveil du nourrisson. L'utilisation de la suce et l'installation du berceau dans la chambre des parents pendant les six premiers mois ont également été associées à une diminution du risque de mort subite. Par ailleurs, le tabagisme maternel prénatal, la prématurité et l'habitude de laisser dormir le nourrisson dans le lit avec ses parents sont des facteurs de risque. La Société canadienne de pédiatrie recommande également d'utiliser un matelas ferme sans coussin ni autre objet mou et déplaçable[40].

Conseils

- L'enfant doit apprendre à s'endormir seul dans son lit ou son berceau et à trouver le réconfort dont il a besoin auprès des objets qui sont à côté de lui.

- Une routine régulière et prévisible évite le jeu de la négociation, aide à fixer les limites et diminue l'anxiété associée au dodo.

- Éviter les stimulants comme le chocolat, les colas ou la télévision dans les heures précédant le sommeil.

L'oiseau de nuit – L'adolescence

Un autre grand bouleversement survient à l'adolescence au moment de la puberté. Se lever tôt le matin est contre nature pour bon nombre d'adolescents. Les parents ne réalisent pas toujours à quel point c'est vrai. Cela me rappelle une anecdote intéressante. Il y a quelques années, une école secondaire de la région de Joliette, au Québec, a brûlé.

Pour ne pas compromettre l'année scolaire des enfants, les autorités ont décidé d'utiliser l'école primaire de 8 heures à 14 heures pour l'enseignement primaire et de 14 heures à 20 heures pour le secondaire. Des parents sont venus critiquer cette décision dans les bulletins de nouvelles en disant que c'était aberrant et que cet horaire de soir serait trop fatigant pour leurs enfants. Or, cet horaire, quoique dérangeant pour les parents, convient parfaitement à des adolescents.

En effet, à la puberté, l'horloge biologique se retarde d'environ deux heures, ce que l'on appelle un *retard de phase*. L'ado se couche plus tard et se lève plus tard naturellement. L'obligation de se lever tôt pour aller à l'école et la difficulté à s'endormir tôt entraînent d'importants manques de sommeil chez les jeunes. En fait, seulement 15 % des adolescents dorment les 9 heures dont ils ont besoin en moyenne et 1 sur 4 dort 6 heures ou moins[41]. Fatigués, ils se reprennent la fin de semaine en se levant très tard, ce qui perpétue ou aggrave le retard de phase propre à leur âge et nuit à sa correction. C'est pourquoi l'Association américaine de médecine du sommeil milite activement pour que les cours débutent plus tard au secondaire. Cette mesure améliorerait le rendement scolaire des adolescents et pourrait aider à prévenir le décrochage.

DÉFIS DE L'ADOLESCENCE

Dormir suffisamment tout en minimisant les conséquences du retard de phase propre à cette période. Se coucher plus tôt n'est pas la meilleure solution. Cela peut même nuire au sommeil. Souvent, lorsque l'ado se couche simplement plus tôt, il n'arrive pas à s'endormir. Frustré, il perd confiance en sa capacité à dormir et risque d'adopter de mauvaises habitudes qui vont à la fois aggraver son retard de phase et favoriser l'insomnie. Le cercle vicieux de l'insomnie est sournois et peut très bien toucher un jeune de 17 ans (voir la section sur l'insomnie).

En plus d'adopter une bonne hygiène du sommeil, il faut provoquer une avance de phase afin que l'adolescent s'endorme et se réveille à des heures plus adaptées à l'école. Pour ce faire, il devra se lever à heure fixe sept jours sur sept, ou à tout le moins ne pas rester au lit après 9 heures la fin de semaine. Il doit s'exposer à la lumière naturelle du matin ou à la lumière intense d'une lampe de luminothérapie. Si l'insomnie persiste, il peut prendre de la mélatonine en capsules à 21 heures. La luminothérapie et l'utilisation de la mélatonine sont décrites en détail dans les sections traitant du décalage horaire et du travail à horaires variables. On peut aussi essayer la chronothérapie qui consiste, en gardant le même temps de sommeil, à décaler de trois heures chaque jour l'heure du coucher. L'ado qui se couche habituellement à 2 heures du matin va donc se coucher à 5 heures, puis le lendemain, à 8 heures, puis à 11 heures, jusqu'à ce qu'il arrive à l'heure souhaitée, par exemple 23 heures. S'il ne dort pas, il doit se lever, pratiquer une technique de relaxation ou lire un livre, mais pas aller sur Facebook. En effet, en plus de la stimulation intellectuelle, la lumière de l'écran peut nuire à la sécrétion de mélatonine associée à l'endormissement.

Ces recommandations s'appliquent non seulement aux ados, mais aussi aux adultes qui s'endorment et se réveillent trop tard. On connaît tous des gens qui restent d'éternels adolescents...

En plus d'avoir des horaires scolaires non adaptés à leur physiologie, les ados ont aussi un style de vie, des habitudes et des pressions sociales (devoirs scolaires ou travail personnel, vie sociale, consommation de tabac, d'alcool ou de drogues) qui nuisent à leur sommeil. Résultat, ils sont souvent somnolents le jour et présentent des problèmes de concentration qui peuvent ressembler au déficit d'attention. Le manque de sommeil peut nuire à leurs performances scolaires, mais peut aussi leur coûter la vie. Les jeunes adultes de moins de 25 ans sont responsables, selon les

TROUBLES DU SOMMEIL LES PLUS FRÉQUENTS – 12 à 18 ans		
Problème	**Faits marquants**	**Conseils**
Manque de sommeil et retard de phase	L'ado a souvent de la difficulté à s'endormir le soir en raison du retard de son horloge biologique, mais aussi de l'anxiété propre à cet âge. Le réveil tôt pour l'école engendre un manque de sommeil et donc de la fatigue, de la somnolence et des difficultés de concentration.	Se lever à heure fixe même la fin de semaine, et ne pas rester au lit après 9 heures du matin. Apprendre et pratiquer une technique de relaxation. S'exposer à la lumière le matin. Éviter les stimulants comme les boissons énergétiques, le café, le tabac et les drogues.
Sommeil fragmenté	Les boissons énergétiques, le café, le tabac et les drogues peuvent nuire au sommeil même plusieurs heures après leur consommation et provoquer des réactions de sevrage. Certaines maladies comme l'apnée du sommeil, la narcolepsie ou les jambes sans repos sont à surveiller.	Demandez à votre enfant si son sommeil est réparateur et s'il se réveille souvent la nuit. Soyez attentif aux signes comme le ronflement ou les impatiences dans les jambes. Éviter boissons énergétiques, café, tabac et drogues au moins quatre à six heures avant de se coucher.
Somnolence et fatigue	Il s'agit d'un problème fréquent à l'adolescence et qui peut ressembler à un déficit d'attention. Les jeunes adultes sont les plus susceptibles de s'endormir au volant.	Sensibilisez votre enfant aux risques de la somnolence, notamment au volant. N'hésitez pas à consulter un médecin si la somnolence nuit aux performances scolaires.
Narcolepsie	Cette maladie fait souvent son apparition à l'adolescence. Elle est caractérisée par des attaques de sommeil, des paralysies soudaines lors d'émotions fortes ou d'éclats de rire, ou encore au réveil, et par des hallucinations à l'endormissement ou au réveil.	N'hésitez pas à consulter si vous soupçonnez ce problème. Il y a fréquemment un retard de plusieurs années entre les premiers symptômes et la décision de consulter.

Voir Weiss[40].

sources, de 25 à 50 % des accidents causés par un endormissement au volant[12]. De plus, le manque de sommeil augmente l'impact de l'alcool sur nos facultés.

Lorsqu'un adolescent est somnolent, on doit aussi considérer d'autres diagnostics comme l'apnée du sommeil, la narcolepsie, la dépression ou l'abus de drogues ou de médicaments. Ces autres diagnostics sont discutés en détail dans la section «Mille et une nuits, mille et une autres maladies». Si le sommeil de votre ado vous préoccupe, n'hésitez pas à en parler à votre médecin.

Conseils

- Encouragez votre adolescent à dormir suffisamment, mais aussi à se lever à heures fixes et à ne pas se lever plus tard que 9 heures la fin de semaine ou deux heures plus tard que son heure habituelle.

- Favorisez un climat familial propice au sommeil, sans tension ni confrontation, et révisez avec votre enfant les règles d'une bonne hygiène du sommeil, notamment éviter l'ordinateur et la télévision près de l'heure du coucher, et idéalement après le souper.

- Informez-le que conduire fatigué peut être aussi dangereux que s'il avait pris de l'alcool et dites-lui qu'il devrait toujours avoir un peu d'argent sur lui pour le taxi.

Le mitan de la vie... le mitan de la nuit! – La cinquantaine

La cinquantaine, ou la quarantaine pour certains, est le siège de nombreux bouleversements. D'abord physiques, les rides et les cheveux blancs font leur apparition. Hormonaux, c'est la période de la ménopause. C'est le moment également où certaines maladies, comme l'apnée du sommeil, surgissent, particulièrement chez la femme. Nous y reviendrons. Sur le plan psychologique, ces bouleversements coïncident avec la crise de la quarantaine ou de la cinquantaine. Ces seuls changements suffisent à perturber votre sommeil, mais il y a plus : le sommeil change lui aussi. Il se fragmente, les périodes d'éveil en milieu de nuit sont de plus en plus fréquentes. Notre sommeil retourne en enfance.

Ces périodes d'éveil couplées au stress de la vie quotidienne, aux bouffées de chaleur de la ménopause, aux soucis de santé et, il faut le dire, au simple fait de se voir vieillir ont tendance à se prolonger. C'est ce que nous appelons l'*insomnie de milieu de nuit et de milieu de vie* (en anglais : *middle night middle life insomnia*). Il s'agit d'une cause fréquente de consultation à la clinique et les patients l'abordent presque toujours avec la même question : pourquoi ne suis-je plus capable de dormir comme quand j'avais 20 ans ?

Pour contrer le vieillissement du corps, certains auront recours à la chirurgie esthétique, aux crèmes antirides, aux colorants à cheveux et, pour leur mauvais sommeil, bien souvent aux somnifères. Il n'est pas étonnant que plus on avance en âge, plus la prise de pilules pour dormir est fréquente. Les personnes de 65 ans et plus utilisent 40 % de tous les somnifères prescrits, alors qu'elles ne représentent que 13 % de la population[42]. La bonne nouvelle, c'est qu'il est possible de composer avec ces changements. D'abord en prenant conscience qu'ils sont là et en s'y adaptant de façon adéquate, car notre comportement peut être déterminant pour la suite des choses.

Voici déjà quelques points importants. Comme les enfants, ayez une routine de sommeil simple que vous pourrez reproduire si vous vous réveillez au milieu de la nuit. La relaxation doit en faire partie. Adoptez une bonne hygiène de sommeil (voir le chapitre suivant). Si c'est possible, faites une sieste de 20 minutes avant 15 heures lorsque vous êtes trop fatigué.

Cela me rappelle un de mes patients, Jean-Claude, qui m'a dit un jour que tous ses problèmes de sommeil étaient résolus. Je lui ai demandé quelle était sa recette pour que je puisse la partager avec mes autres patients. Il m'a alors répondu : « La retraite ! Avec la retraite, mon stress a diminué, m'a-t-il expliqué. La peur d'être moins performant en cas de mauvaise nuit a également diminué, et donc du même coup le nombre de mauvaises nuits. Comme je dors moins la nuit, je fais une petite sieste de 30 minutes en après-midi pour rattraper mon sommeil. »

Cette recette n'est cependant pas applicable à tous. Bien des quinquagénaires sont encore loin de pouvoir quitter leur emploi. Et la retraite n'est pas une panacée. Si elle a été un événement heureux pour Jean-Claude, ce ne fut pas le cas pour Denise. La retraite a été pour elle une source de stress financier et familial, et elle a bouleversé son horaire de veille et de sommeil. Comme policière, elle était souvent en dette de sommeil, ce qui l'aidait à s'endormir le soir. La restriction de sommeil, comme nous le verrons, est d'ailleurs une technique efficace pour traiter l'insomnie. Avec la retraite, Denise s'est mise à dormir plus longtemps et à faire des siestes, ce qui a fait apparaître des difficultés d'endormissement le soir. De plus, son sommeil était souvent perturbé par des bouffées de chaleur. Une approche combinant la respiration abdominale, la restriction de sommeil et un antidépresseur à faible dose a été nécessaire pour aider Denise.

LA MÉNOPAUSE

La ménopause a un impact important sur le sommeil. Elle provoque des réveils nocturnes et de l'insomnie chez près de 8 femmes sur 10. Les bouffées de chaleur et la transpiration nocturne sont souvent montrées du doigt, mais en fait les réveils peuvent même précéder les bouffées de chaleur. La diminution de l'œstrogène est en partie à l'origine des bouffées de chaleur. D'autres facteurs qui s'amplifient avec l'âge, comme le stress et l'activation du système nerveux sympathique qui prépare le corps à l'action, au combat (voir la section sur l'hyperventilation), peuvent aussi contribuer au débalancement de la régulation de la température corporelle.

Le problème, c'est que tout cela survient en même temps que le sommeil se fragilise et que d'autres facteurs comme la dépression, l'apnée du sommeil et des problèmes de santé se manifestent. À la ménopause, les femmes sont ainsi près de deux fois plus à risque de souffrir de troubles du sommeil.

L'hormonothérapie diminue les bouffées de chaleur, tout en améliorant l'humeur et le sommeil. Cependant, son effet est variable d'une femme à l'autre et son utilisation doit être évaluée à la lumière du risque de cancer du sein et de maladie cardiovasculaire qui lui est associé. Elle n'est recommandée pour le sommeil que chez les femmes dont les bouffées de chaleur entraînent d'importants troubles du sommeil et auxquelles d'autres approches n'ont pas donné de bons résultats. Parmi celles-ci, on retrouve des mesures simples comme diminuer la température de la chambre et porter des tenues de nuit légères, deux mesures réduisant l'intensité des bouffées de chaleur. La relaxation et la respiration abdominale ralentissent l'activité du système nerveux sympathique et peuvent minimiser l'impact de la chute des œstrogènes et améliorer le sommeil. La respiration abdominale aide également à contrôler les bouffées de chaleur pendant le jour. Christiane a appris à apprivoiser les bouffées de chaleur qui la réveillaient aux 90 minutes, à la fin de chaque cycle de sommeil. Elle s'est alors organisée en plaçant des T-shirts sur le bord de son lit pour pouvoir se changer sans se lever. Au réveil, elle fait des respirations abdominales pour atténuer rapidement la bouffée de chaleur, change son T-shirt, se rallonge et se rendort pendant 90 autres minutes en utilisant l'imagerie mentale. Sachant qu'elle aura 4 ou 5 cycles de sommeil de 90 minutes, elle n'est pas inquiète et se sent plus en forme le lendemain. Certains antidépresseurs et le gabapentin peuvent être efficaces pour combattre l'insomnie liée à la ménopause. Finalement, l'exercice, la perte de poids, l'arrêt de consommation du tabac, une bonne hygiène du sommeil et certains produits naturels comme le millepertuis et le soja (isoflavone) ont démontré des effets bénéfiques contre les symptômes de la ménopause[43 44 21].

Dans le cas de Gilles, c'est l'urologue qui a réglé son problème d'insomnie. Sa prostate l'obligeait à se lever toutes les heures pour aller aux toilettes. Souvent, il n'avait même pas le temps de se rendormir et vivait une grande frustration. Il en était venu à détester le sommeil et même son lit. Sa chirurgie à la prostate a réglé tous ses problèmes, ou presque, car il a encore tendance à se réveiller beaucoup plus tôt qu'il y a 10 ans.

D'ailleurs, avez-vous déjà remarqué que dans un centre pour personnes âgées tout le monde ou presque est couché à 20 heures ? C'est un peu le résultat du vieillissement de l'horloge biologique. En avançant en âge, elle tend elle aussi à avancer. On a sommeil plus tôt et on se réveille plus tôt, ce qui exaspère plusieurs de mes patients. C'est ce qu'on appelle une *avance de phase*, le contraire du retard de phase de l'adolescent. On peut là aussi combattre ce phénomène par la lumière, mais dans ce cas dans le but d'induire un retard de phase. Il faut alors s'exposer à une lumière spécialisée ou au soleil pour une période de 20 minutes tous les jours vers 17 heures.

En vieillissant, notre horloge interne perd de sa puissance et de sa capacité d'adaptation. Il devient alors plus difficile de bien se synchroniser avec la lumière du jour, de maintenir le sommeil une fois qu'on s'est endormi et de s'adapter au changement d'heure ou de fuseau horaire. Bien des personnes âgées auront recours à des somnifères pour trouver le sommeil ou prolonger leur nuit, ce qui n'est pas sans conséquence. Les somnifères ont de nombreux effets secondaires, dont la somnolence et des troubles d'équilibre. Ils favorisent les chutes et augmentent de 70 % le risque de se briser la hanche, particulièrement au cours du premier mois d'utilisation où le risque est presque multiplié par six[45] (voir aussi la section sur les somnifères).

DÉFIS DE LA CINQUANTAINE

Accepter de ne plus avoir 20 ans, tout en développant des stratégies efficaces pour diminuer l'avance de son horloge interne, réduire le nombre de réveils nocturnes et favoriser la reprise du sommeil. Il faut aussi dépister les troubles du sommeil qui font souvent leur apparition à ce moment. Les plus fréquents sont l'apnée du sommeil, le syndrome des jambes sans repos et l'insomnie (voir la troisième partie :

«Quand le sommeil est malade»). Le sommeil peut être perturbé par la douleur associée à des maladies comme l'arthrose ou par des difficultés respiratoires causées par l'emphysème ou l'insuffisance cardiaque. De plus, certains médicaments peuvent nuire au sommeil. C'est le cas des bêtabloqueurs utilisés pour l'hypertension, qui peuvent occasionner des cauchemars, ou des antidépresseurs, qui provoquent de l'insomnie, des mouvements de jambes involontaires et le syndrome des jambes sans repos. Il peut être très utile de discuter avec votre médecin ou votre pharmacien des effets secondaires des médicaments sur le sommeil.

La cinquantaine, c'est souvent le moment où l'on doit commencer à porter attention aux bonnes habitudes de sommeil même si on n'en avait jamais eu besoin avant, comme on le fait avec la nourriture pour contrôler son poids.

Conseils

- Respectez les règles d'une bonne hygiène du sommeil, incluant la maîtrise d'une technique de relaxation que vous pourrez utiliser en vous couchant et lors des réveils nocturnes.

- Pour contrecarrer l'avance de votre horloge interne, exposez-vous à la lumière du soleil ou d'une lampe spécialisée environ 20 minutes entre 16 heures et 17 heures. Si nécessaire, prenez 1 mg de mélatonine en milieu de nuit.

- L'hormonothérapie avant 60 ans et les autres traitements qui diminuent les bouffées de chaleur peuvent aider à passer à travers le pire de la ménopause, s'il n'y a pas de contre-indication liée à la santé cardiovasculaire ou au cancer.

TROUBLES DU SOMMEIL LES PLUS FRÉQUENTS
La cinquantaine

Problème	Faits marquants	Conseils
Réveil en milieu de nuit ou tôt le matin	L'avance de notre horloge interne favorise un réveil précoce le matin, alors que plusieurs facteurs, comme l'anxiété, nuisent au retour du sommeil.	S'exposer à la lumière en fin d'après-midi. Apprendre et pratiquer une technique de relaxation. Revoir les règles d'une bonne hygiène du sommeil.
Sommeil fragmenté	Plusieurs problèmes de santé entraînent de multiples réveils, comme la douleur, l'apnée du sommeil et le syndrome des jambes sans repos. La ménopause et certains médicaments, comme les antidépresseurs, ont le même effet.	Consulter son médecin sur la possibilité d'un trouble du sommeil. Discuter des effets secondaires des médicaments et des traitements de support pour la ménopause.
Somnolence, fatigue et sommeil non réparateur	La diminution du sommeil profond propre à la cinquantaine est souvent associée à l'impression que notre sommeil est moins réparateur. Cependant, si la somnolence nuit à notre vie, il faut vérifier si elle n'est pas causée par un trouble du sommeil.	Être attentif aux symptômes des principaux troubles du sommeil comme l'apnée du sommeil (ronflement, arrêts respiratoires), les impatiences dans les jambes, ainsi qu'au manque de sommeil. Parfois, la solution réside dans la sieste…
Stress et anxiété	L'insomnie est fréquente à cette période de la vie et souvent multifactorielle. Plusieurs personnes qui n'ont jamais eu de difficultés avec leur sommeil vont commencer à en avoir.	Donner la priorité au sommeil tout en ayant des attentes réalistes, on n'a plus 20 ans. Revoir les règles d'une bonne hygiène du sommeil, notamment une routine de sommeil qui inclut la relaxation.

Des actions qui profitent à tous

La mécanique du sommeil peut être fragile et l'hygiène du sommeil regroupe des mesures simples pouvant prévenir ou atténuer les difficultés. Un bon sommeil est souvent question de discipline personnelle et de gros bon sens.

La première étape : la prise de conscience. Pour bon nombre de personnes, dormir est comme manger. Tout est naturel : on mange lorsqu'on a faim et on dort lorsqu'on a sommeil, peu importe ce que l'on mange ou ce que l'on fait, on a un poids santé et un sommeil réparateur. Pour ces personnes, le sommeil n'est pas une chose compliquée. Les conseils qui suivent ne sont pas pour elles… jusqu'au jour où un décès, un stress financier ou la maladie va soudainement fragiliser ce qui semblait immuable.

Une amie dans le domaine des communications me confiait que, soudainement, à 40 ans, elle a commencé à avoir des difficultés à s'endormir après s'être inscrite à Twitter. Pensant gagner du temps sur sa journée du lendemain, elle regardait les derniers messages juste avant d'aller se coucher. Ces courts messages sans explications et souvent provocateurs la mettaient dans tous ses états. Elle se couchait souvent frustrée et se relevait pour y répondre. Elle a changé cette mauvaise habitude et tout est redevenu normal.

Attitudes et habitudes pour un bon sommeil

> *Demandez aux gens le moment qu'ils préfèrent dans*
> *leur journée ; c'est souvent celui où ils se glissent*
> *dans les draps le soir, avec un soupir de soulagement,*
> *cet entre-deux où ils échappent à la spirale,*
> *aux attentes, aux obligations, et se font tout petits*
> *sous la couette. Merci, bonsoir, mission accomplie.*
> *C'est souvent la seule fois où ils s'appartiennent.*
>
> Josée Blanchette, *Le Devoir*

L'alternance entre l'éveil et le sommeil est un équilibre fragile. Elle met en jeu nos **rythmes circadiens**, qui nous ouvrent des fenêtres propices à l'endormissement, ainsi que la **pression de sommeil**, qui résulte en grande partie du nombre d'heures d'éveil et de l'accumulation de substances chimiques comme l'adénosine (déchet du métabolisme) dans le cerveau. Il existe aussi des **facteurs qui favorisent l'éveil et d'autres qui empêchent le sommeil**. Parmi ces facteurs, on retrouve bien sûr **le stress et la douleur**, mais aussi une série de **mauvaises habitudes et attitudes** qui contrecarrent les mécanismes favorisant le sommeil et qui contribuent à l'établissement de **mauvais conditionnements**. Dormir perd ainsi son côté ludique et agréable.

C'est plutôt paradoxal : la dette de sommeil et la fatigue n'ont jamais été aussi répandues, alors que l'insomnie bat des records. Paradoxal, oui et non. Nous luttons toute la journée contre le sommeil et utilisons de nombreuses astuces pour ne pas tomber endormis lorsque notre corps nous le demande. Nous prenons des stimulants comme le café et les boissons énergétiques, étirons la journée de travail jusqu'à tard le soir et voudrions que le sommeil vienne comme par magie dès que nous l'avons décidé. Ces habitudes laissent des séquelles.

L'hygiène du sommeil consiste en l'application de principes et l'adoption d'habitudes et d'attitudes qui favorisent le sommeil et diminuent l'éveil. Elle commence dès le lever.

Il faut préparer le sommeil, l'apprivoiser et, comme le Petit Prince avec le renard, attendre sa venue avec joie le soir venu.

Les conseils qui suivent ont fait leurs preuves. Ils vous aideront à créer votre propre routine de sommeil afin d'établir un conditionnement positif entre le moment d'aller au lit et l'endormissement. Certains éléments de votre routine doivent pouvoir être répétés la nuit si vous vous réveillez. La routine de sommeil favorise une bascule harmonieuse de l'éveil vers le sommeil lorsque le moment est venu, et une des clés est de percevoir et de saisir ce moment.

ÉQUILIBRE SOMMEIL-ÉVEIL	
Favorise le sommeil et un conditionnement positif	**Favorise l'éveil et nuit à l'endormissement**
Se libérer l'esprit : Prenez quelques minutes avant le moment où vous ressentez habituellement le besoin de dormir et d'aller au lit pour préparer la journée du lendemain. Écrivez les choses importantes que vous voulez faire ou discuter, et si une autre idée vous vient une fois au lit, levez-vous et allez l'inscrire au même endroit, puis reprenez votre routine.	Résoudre des problèmes au lit avec votre partenaire ou avec vous-même.
Reconnaître les signes du sommeil : Baisse de votre température corporelle (frissons), diminution de la vigilance, concentration difficile (vous relisez deux fois la même ligne), vision embrouillée, paupières lourdes, bâillements fréquents, besoin de s'allonger. Voilà des indices que le sommeil cogne à votre porte. Ce n'est pas le temps d'aller prendre un café, mais bien de vous préparer à aller dormir.	**Café, nicotine, boissons énergisantes :** Même pris le matin, ces stimulants du système nerveux central peuvent nuire au sommeil de la nuit suivante. **Alcool :** Il peut favoriser l'endormissement, mais va également alléger votre sommeil et provoquer des éveils en milieu de nuit. En plus, l'alcool augmente le besoin d'uriner. **Repas copieux :** Il prolonge la digestion et empêche la baisse de la température corporelle. Une légère collation peut cependant prévenir la faim durant la nuit.

Favorise le sommeil et un conditionnement positif	Favorise l'éveil et nuit à l'endormissement
Détente : Lecture, musique, bain, relaxation (respiration abdominale, relaxation musculaire, imagerie mentale, yoga). La relaxation aide à diminuer la fréquence cardiaque, la température corporelle et la tension artérielle. Elle prépare votre corps et votre esprit au sommeil.	**Exercice intense :** L'activité physique stimule votre système nerveux sympathique, augmente votre métabolisme et votre température corporelle.
Quand aller au lit ? Lorsque vous ressentez le besoin de dormir (signes du sommeil) et non pas parce qu'il est simplement l'heure de dormir.	Si vous vous couchez alors que vous n'avez pas sommeil et passez beaucoup de temps éveillé au lit, vous augmentez le risque de développer un conditionnement négatif opposant le lit et le sommeil.
Vous ne dormez pas au bout de 30 minutes : Levez-vous et faites une activité monotone ou répétitive demandant peu d'effort physique, mais fatiguant votre cerveau (mots croisés, sudoku, lecture non passionnante avec une lumière tamisée, laissez le roman policier pour un autre moment...). N'oubliez pas que ce qui fonctionne pour certains peut en stimuler d'autres et leur nuire. Relaxez et détendez-vous. Dès l'apparition des signes du sommeil, retournez vous coucher dans votre lit et non sur le sofa. Se lever diminue les risques de développer un conditionnement négatif associant le lit et la chambre à l'éveil.	**L'exposition à lumière :** La lumière de la télévision et de l'ordinateur supprime la sécrétion de mélatonine, l'hormone du sommeil.
Quand se lever ? Pour le bon fonctionnement de l'horloge biologique qui synchronise le sommeil avec les rythmes circadiens, il est important de se lever à la même heure, même la fin de semaine, et de s'exposer rapidement à la lumière.	Traîner au lit favorise le retard de l'horloge interne. Le sommeil risque donc d'arriver plus lentement le soir venu.

LUMINOTHÉRAPIE

La lumière est un puissant régulateur externe de l'horloge biologique. Elle permet de synchroniser les rythmes circadiens à votre horaire de vie et influence aussi votre humeur. Transmise depuis la rétine jusqu'au cerveau, la lumière se transforme en signaux électriques qui agissent sur des neurotransmetteurs, dont la mélatonine, qui est inhibée par la lumière et stimulée par la noirceur, et qui est souvent qualifiée d'hormone du sommeil. Il existe des lampes spécialisées pour le traitement des troubles du sommeil. Elles produisent une lumière vive d'environ 10 000 lux (le lux est une mesure d'intensité de la lumière). Utilisée le matin vers 8 heures pour une période de 20 minutes, la luminothérapie favorise l'avance de l'horloge biologique et donc un endormissement plus tôt en soirée. Si l'on s'expose en fin de journée, vers 17 heures, elle retarde l'horloge biologique et favorise par conséquent un endormissement plus tard en soirée. Les personnes qui ont de la difficulté à s'endormir le soir devraient donc utiliser la luminothérapie le matin. Celles qui s'endorment trop tôt et se réveillent trop tôt le matin devraient l'utiliser vers 17 heures. Ces lampes ont peu d'effets secondaires, mais elles peuvent parfois provoquer des maux de tête et des nausées.

LA SIESTE

La sieste est loin d'être mauvaise en soi. Dans une halte routière, elle peut même vous sauver la vie. Si la somnolence vous oblige à faire une sieste, essayez de la limiter à 20 minutes et de la faire avant 15 heures. À moins, bien sûr, que la somnolence vous prenne au volant, auquel cas il n'y a pas de mauvais moment. Il n'est pas rare que les personnes qui ont de la difficulté à s'endormir au lit avouent s'être assoupies devant la télévision un peu plus tôt. Cette courte sieste involontaire peut supprimer leur sommeil pour plusieurs heures. C'est pour cette raison qu'on recommande aux personnes qui s'endorment au volant, par exemple, de se ranger sur le côté et de dormir. En anglais, on appelle ce genre de sieste *power nap*. En présence d'un problème d'insomnie, on recommande généralement d'éviter la sieste et de laisser plutôt s'accumuler la dette de sommeil (voir la section sur l'insomnie).

PAVLOV

L'histoire de Claude est révélatrice de bien des problèmes de sommeil. À 45 ans, quand il est venu me consulter, Claude n'avait jamais eu de problème pour s'endormir. Son secret ? Il s'endormait en écoutant la radio. Les problèmes survenaient vers 3 heures du matin après son passage à la salle de bain. Il était incapable de retrouver le sommeil et se mettait à penser à toutes sortes de choses. Rien de grave, mais il n'arrivait pas à faire le vide. Son hamster, comme il disait, se mettait à tourner et il était incapable de l'arrêter.

Cela m'amène à vous parler de Pavlov. Le connaissez-vous ? Pavlov était un médecin et physiologiste russe du début du 20e siècle. Il gagna le prix Nobel de médecine de 1904 pour ses travaux sur la digestion. Il est plus connu cependant pour ses observations sur le conditionnement ou plus exactement sur les réflexes conditionnés. Il avait remarqué que ses chiens commençaient à saliver avant même de voir la nourriture qu'on allait leur donner. Il étudia toute une série de stimuli, par exemple faire sonner une cloche avant de donner la nourriture au chien. Après quelque temps, il lui suffisait d'activer la cloche pour que le chien commence à saliver. J'aime dire à mes patients qu'ils doivent conditionner le petit hamster qui est dans leur cerveau.

Dans les faits, Claude était conditionné à s'endormir avec la radio. En milieu de nuit, il ne l'écoutait pas, car il n'aimait pas l'émission. Les patients qui restent au lit plus de 20 minutes sans dormir courent le risque de développer un conditionnement négatif et d'associer le lit à l'éveil. On estime que trois semaines sont suffisantes pour installer un conditionnement positif ou négatif. Nous nous sommes donc donné un objectif réaliste. Il devait changer sa routine de sommeil. Remplacer la radio par quelque chose qu'il pourrait faire n'importe où et n'importe quand. Nous avons choisi la relaxation. Claude devait apprendre trois **méthodes de relaxation** : la relaxation musculaire, la respiration abdominale et l'imagerie mentale. C'est cette dernière qui a le mieux fonctionné pour lui.

En plus de changer sa routine de sommeil, la relaxation va l'aider à gérer son stress et à réduire son niveau d'éveil le soir au moment de s'endormir et lors des réveils la nuit.

Dans les pages qui suivent, nous verrons comment utiliser ces trois techniques. Ce qui compte, c'est d'en choisir une qui vous convient. Les résultats ne sont pas immédiats, le choix de la technique peut donc influencer grandement votre persévérance et en fin de compte votre succès.

La relaxation musculaire

Cette technique permet de réduire les tensions musculaires et l'anxiété. Elle consiste à contracter doucement puis à relâcher différents groupes de muscles. Après chaque exercice, prenez bien conscience du relâchement de vos muscles et laissez votre corps s'enfoncer dans le lit sans résistance. Respirez lentement en suivant les consignes de la respiration abdominale décrite un peu plus loin.

Couchez-vous confortablement. Fermez vos **poings** pendant 5 secondes et relâchez-les pendant 20 secondes. Utilisez les mêmes durées pour les autres muscles. Pliez vos **avant-bras** vers vos épaules, pour gonfler vos biceps. Relâchez. Enfoncez vos **bras** bien droits vers le sol en bloquant votre coude. Relâchez. Levez vos **sourcils** le plus haut possible. Relâchez. Fermez les **yeux** bien fort. Relâchez. Ouvrez votre **bouche**. Relâchez. Penchez votre **tête** vers l'arrière, en l'enfonçant dans l'oreiller. Relâchez. Soulevez les **épaules**, comme si vous vouliez qu'elles touchent vos oreilles. Relâchez. Poussez vos **épaules** vers l'arrière tout en rapprochant vos **omoplates**, comme si vous vouliez qu'elles se touchent. Relâchez. Serrez vos **fesses** l'une contre l'autre. Relâchez. Contractez vos **cuisses**. Relâchez. Pointez vos **orteils** vers le haut. Relâchez. Pointez les **orteils** vers le bas. Relâchez. Contractez tout votre **corps** en fermant les yeux et les mains, en étirant les bras, les jambes et les pieds, puis relâchez et sentez comme votre corps est lourd et s'enfonce dans le matelas.

L'imagerie mentale

Cette technique permet de réduire les tensions physiques et mentales[49][50]. Au moyen d'un scénario de qualité ayant un début et une fin, elle consiste à faire surgir à l'esprit, lorsque nous en avons besoin, une histoire visuelle vivante, d'une durée d'environ 10 minutes. Il est essentiel que l'histoire soit planifiée à l'avance et pratiquée régulièrement. Elle peut être inspirée de vos dernières vacances, par exemple, mais sera beaucoup moins utile si vous l'improvisez ou si vous comptez simplement des moutons.

L'imagerie mentale est très efficace pour éloigner les pensées intrusives et préoccupantes et on l'utilise dans de nombreuses recherches pour susciter des émotions positives ou négatives qui servent à étudier les réactions du corps et du cerveau[51]. Je vous propose un scénario inspiré de la montagne, mais vous pouvez imaginer votre propre scénario à partir de vos meilleurs souvenirs. Faites jouer ce scénario plusieurs fois pendant le jour afin qu'il soit facile d'y faire appel quand vous en aurez besoin. Joignez-y un mot ou une image clé qui déclenche le scénario instantanément. Vous laisserez le mot ou l'image sur votre table de nuit, pour vous aider à vous rendormir au milieu de la nuit. Vous pouvez aussi jouer votre scénario d'imagerie mentale tout en faisant les exercices de relaxation musculaire ou la respiration abdominale. Voici mon scénario.

Je m'imagine quittant ma chambre et marchant dans un sentier de montagne. Au loin, j'aperçois les sommets. Leur présence me rassure et m'inspire. La pente est douce et l'air frais qui entre dans mes poumons me fait du bien. Arrivé au sommet du col, un paysage fabuleux se déploie devant moi. Je prends le temps de m'asseoir pour profiter de l'instant présent. Je goûte chaque inspiration et me libère de mes tensions à chaque expiration. Je suis content simplement d'être là. Mon cœur bat de moins en moins vite et mes muscles fatigués de l'effort se relâchent les uns après les autres. Le soleil réchauffe ma peau et me procure un sentiment de bien-être. La caresse du vent est apaisante et j'entends au loin le son des trompettes des moines tibétains qui me rappellent que je ne suis pas seul à méditer. En ouvrant les yeux, je vois la blancheur des sommets, elle est pour moi pureté et dépassement et m'invite à la simplicité. Détendu et heureux, je reviens tranquillement vers le sentier qui descend sans effort jusqu'à ma chambre où j'ouvre les yeux pour mieux les refermer et me laisser aller au sommeil des rêves. Cet endroit m'appartient et est là pour moi lorsque j'en ai besoin.

La respiration abdominale et la cohérence cardiaque

La respiration abdominale suscite de nombreux changements physiologiques bénéfiques pour la santé physique et mentale. Ces bénéfices ainsi que ceux de la cohérence cardiaque sont détaillés dans le chapitre sur la fatigue. Si on résume, lorsque nous sommes stressés, notre cœur bat naturellement de façon désorganisée, il accélère et ralentit de façon chaotique et non prédictible. À l'opposé, lorsque nous sommes calmes et sereins, il bat de façon harmonieuse, accélérant et ralentissant selon un patron régulier et prévisible que l'on appelle la *cohérence cardiaque*. La respiration abdominale réalisée lentement et profondément au rythme de six respirations par minute nous permet de trouver cet état de bien-être et de cohérence cardiaque.

COMMENT FAIRE ?

Choisissez un endroit calme et installez-vous confortablement, dans une position allongée ou assise si vous maîtrisez bien la technique. Fermez les yeux et relâchez graduellement les muscles. Respirez par le nez pour favoriser une expiration lente. Adoptez une attitude tournée vers l'intérieur, sans réagir aux émotions ou aux pensées qui pourraient surgir. Si des pensées distrayantes ou des ruminations négatives surviennent, redirigez votre attention vers votre respiration.

Placez une de vos mains sur votre thorax, l'autre sur votre abdomen et respirez normalement. Vous constaterez possiblement que votre thorax bouge plus que votre abdomen, c'est l'inverse qui devrait se produire. Pensez à un nouveau-né qui respire : seul son ventre bouge. La respiration normale est d'environ deux tiers abdominale et seulement un tiers thoracique.

Essayez maintenant de respirer sans que votre thorax bouge en faisant un gros ventre tout en inspirant. Vous pouvez placer un livre sur votre ventre et vous entraîner à le soulever en inspirant. Pratiquez cette respiration pendant quelques minutes tout en faisant attention de ne pas respirer trop vite. Allongez progressivement le temps d'expiration (ex. : inspirez pendant 3 secondes, faites une pause de 1 seconde et expirez lentement pendant 5 secondes, en faisant une pause de 1 seconde à la fin et attendez que la prochaine respiration se déclenche d'elle-même ; un cycle inspiration-expiration dure environ 10 secondes, ce qui donne 6 respirations par minute). *Maintenant, c'est principalement votre abdomen qui bouge et non votre thorax.* Vous sentirez les muscles de votre cage thoracique se détendre et une sensation de chaleur s'installer dans votre poitrine. Pratiquez cet exercice au moins 10 minutes 2 ou 3 fois par jour et systématiquement en vous couchant. La respiration abdominale est beaucoup plus facile à faire couché, mais peut être réalisée à tout moment de la journée si vous vous sentez stressé, ou encore si vous bâillez ou soupirez. Placez alors une main sur votre ventre et concentrez-vous quelques minutes sur votre respiration. Vous sentirez rapidement le calme s'installer et des pensées positives et constructives vont surgir. Comme le suggère le moine bouddhiste Thich Nhat Hanh dans *La sérénité de l'instant*, souriez!

Pour favoriser la cohérence cardiaque, vous pouvez accompagner, après quelques minutes, votre respiration abdominale de pensées agréables, de bons souvenirs, du visage d'une personne ou de l'image de quelque chose que vous aimez.

Cette technique fait, croyez-moi, de petits et de grands miracles, comme peut en témoigner Judith, une avocate de 35 ans. Elle m'avait d'abord consulté pour de l'insomnie en lien avec une période de stress au travail. Ce n'était pas son premier grand mandat, mais elle avait l'impression de perdre le contrôle. La veille de la consultation, elle n'avait pas été capable de plaider devant le juge. Elle se sentait étourdie et oppressée, convaincue qu'elle allait faire une crise cardiaque. D'ailleurs, le rythme frénétique de son cœur l'empêchait de s'endormir et son esprit partait dans tous les sens.

Avant qu'elle vienne me voir, un cardiologue avait tenté de la rassurer avec quelques examens qui n'avaient rien montré d'anormal. Cependant, elle se sentait de plus en plus mal. Il était évident qu'elle était dans un état d'hyperventilation chronique (voir la section sur la fatigue) et que cela l'empêchait de respirer, de penser et de dormir.

L'avocate qui est revenue me voir deux mois après était une tout autre personne. Rayonnante, le visage paisible, elle me confia que la respiration abdominale avait fait des miracles. Elle n'en revenait pas. Pour la première fois, elle avait l'impression de maîtriser son environnement plutôt que de se sentir menée par le bout du nez par les événements. Il lui arrivait souvent, même à la cour, de mettre subtilement sa main sur son ventre pour reprendre les commandes et diriger sa respiration qui voulait s'emballer. D'un naturel anxieux, elle était maintenant beaucoup plus zen. Sa concentration était meilleure, et même ses capacités sportives. Sa respiration étant plus efficace, elle se sentait moins essoufflée. En fait, la pratique régulière de la respiration abdominale entraîne une plus grande activité du système parasympathique associée à une diminution des hormones de stress, de l'adrénaline et du cortisol, et elle améliore le sommeil.

LA CHAMBRE IDÉALE

Bien des gens affirment que leur sommeil est plus profond en camping. Plusieurs facteurs peuvent expliquer ce phénomène, notamment le contexte de détente et de loisir. Il existe très peu d'études sur le terrain, mais il ressort de certaines recherches que les champs électromagnétiques qui baignent notre environnement urbain peuvent avoir une influence sur notre sommeil. L'utilisation pendant trois heures du téléphone cellulaire en soirée entraîne un sommeil plus léger, parasité d'ondes rapides (alpha), et une diminution du sommeil profond de 12 %[46]. Cependant, ces constatations de laboratoire ne se traduisent pas nécessairement dans la société par une augmentation des plaintes relatives au sommeil[47]. Une revue récente sur le sujet[48] conclut que ce sont notre attitude et nos croyances par rapport aux ondes électromagnétiques qui sont à l'origine des conséquences vécues comme la fatigue et les maux de tête.

Nos croyances ayant un impact, pas seulement négatif, sur notre sommeil, il est important de mettre beaucoup de soins pour que notre environnement de sommeil soit accueillant et qu'il nous ressemble, sans sous-estimer l'importance des couleurs, des odeurs et de tout ce qui nous met dans un état d'esprit propice à la méditation. La chambre idéale doit être sombre, silencieuse, propre et fraîche. Si quelque chose vous rend mal à l'aise, retirez-le. Si les ondes électromagnétiques vous inquiètent, aménagez votre chambre pour réduire le nombre d'appareils électriques.

La gestion de son poids

Il m'apparaît très important d'aborder le sujet de la gestion du poids dans un livre sur le sommeil. D'abord parce que le manque de sommeil favorise l'obésité, mais aussi parce que l'obésité est la cause la plus importante d'apnée du sommeil, et que la perte de poids est une clé pour son traitement.

INDICE DE MASSE CORPORELLE (IMC)
ET TOUR DE TAILLE

La définition de l'obésité repose sur l'indice de masse corporelle (IMC), calculé à partir du poids et de la taille (voir l'encadré). Si votre IMC est plus grand que 30, vous êtes obèse aux yeux des chercheurs, mais aussi de vos assureurs. Mais il faut voir au-delà de l'IMC. Certaines personnes obèses selon leur IMC sont normales sur le plan métabolique. De plus, la graisse abdominale, qui enveloppe les organes, est beaucoup plus dommageable pour la santé que la graisse sous-cutanée. Le tour de taille serait donc une mesure plus précise pour évaluer le risque de complications cardio-vasculaires. Chez les hommes, il ne doit pas dépasser 94 cm, chez les femmes, 80 cm. Les obèses présentant un syndrome métabolique, caractérisé par un fort tour de taille associé à une augmentation des triglycériques (gras) et du glucose (sucre) dans le sang, à une tension artérielle élevée et à une diminution des HDL (bon cholestérol), sont les plus à risque de développer des maladies cardiovasculaires[52].

L'obésité est bien plus qu'un excès de poids. En effet, les patients obèses ont davantage de molécules inflammatoires

---

**COMMENT CALCULER SON INDICE
DE MASSE CORPORELLE**

L'IMC se calcule en divisant le poids par la taille au carré (poids en kg/taille en m^2). Une façon simple de s'y retrouver est de se mesurer en mètres. Le poids idéal est égal au nombre de centimètres après la virgule. Ainsi pour une taille de 1,70 m, le poids idéal est de 70 kg, pour une taille de 1,50 m, de 50 kg. Un excès de poids de 17 ou 18 kg (environ 37 livres), soit 87 kg pour une taille de 1,70 m ou 68 kg pour une taille de 1,50 m, donnera un IMC de 30,1 et 30,2 respectivement. Une personne est considérée comme obèse si son IMC dépasse 30.

dans leur organisme que les autres[53]. Ces substances contribuent à l'augmentation du risque de cancer et de maladies cardiovasculaires observées chez les personnes avec un excès de poids.

PAS SEULEMENT LE MANQUE DE SOMMEIL

Une équipe de chercheurs réputés de Québec a mis en évidence les facteurs les plus susceptibles d'entraîner un gain de poids sur une période de 6 ans chez les Québécois de 18 à 64 ans[54]. En ordre d'importance, ce sont :
  – le manque de sommeil,
  – le fait de manger pour d'autres raisons que la faim,
  – une faible consommation de calcium,
  – une sensation de faim marquée,
  – l'absence d'activité physique intense,
  – un régime alimentaire très restrictif,
  – la non-consommation de multivitamines et de suppléments diététiques,
  – une alimentation riche en graisse,
  – une consommation importante d'alcool[23].

Comme on l'a vu plus tôt, le manque de sommeil est le principal facteur à l'origine de l'obésité. Nous allons revenir brièvement sur quelques-uns des autres facteurs et proposer des stratégies pour les contrer.

Plusieurs personnes obèses ont tendance à consommer trop d'aliments en réaction à d'autres stimuli que la faim, comme leurs émotions. Il faut être attentif aux signaux de la satiété, la sensation que l'on a assez mangé. Il est intéressant de constater, par exemple, que les gens qui mangent devant la télévision sont distraits par les émissions des signaux que leur envoie leur cerveau et ont tendance à consommer 20 % plus d'aliments[55].

L'alimentation moderne occidentale, la malbouffe ou le *fast food*, y est aussi pour quelque chose. Les Japonais qui immigrent aux États-Unis ont un taux d'obésité comparable à la moyenne américaine en moins de deux générations.

La malbouffe, de par sa composition riche en gras et en sucre, est hypercalorique en plus de ne pas être très efficace pour diminuer l'appétit, comparativement aux légumineuses par exemple.

Par ailleurs, il n'est pas rare que mes patients me disent qu'ils mangent beaucoup moins qu'avant et qu'ils sont incapables de perdre du poids. La nature fait bien ou mal les choses selon le point de vue. Lorsque nous jeûnons ou que nous perdons du poids, notre corps diminue son métabolisme de base, c'est-à-dire la quantité de calories qu'il brûle au repos, pour économiser son énergie. Le métabolisme de base représente près de 70 % de toutes les calories que nous brûlons dans une journée normale. Cette caractéristique a certainement permis à l'humanité de survivre à la famine. Au fil de l'évolution, les humains qui étaient capables de diminuer leur métabolisme et de résister à la famine avaient donc un avantage de survie et cette caractéristique s'est probablement transmise aux générations suivantes. Pour une même diminution de 1000 calories par jour pendant 100 jours, certains vont perdre 2 kg et d'autres jusqu'à 15 kg[23]. La vie est injuste…

Souvent, le réflexe des gens qui veulent perdre du poids est de jeûner ou de diminuer radicalement leur apport calorique. Cette restriction sévère fait ralentir leur métabolisme. Ils brûlent donc dès lors moins de calories au repos. De plus, la perte de poids induit elle aussi une diminution du métabolisme, ce qui favorise la reprise rapide du poids dès que le régime cesse et rend toute perte de poids future de plus en plus difficile.

Il y a un autre problème associé à la prise et à la perte de poids : le pourcentage de gras corporel. On peut subdiviser notre poids en deux composants, le poids maigre (eau, os, organes et muscles) et le gras. Le pourcentage de gras correspond à la quantité de gras divisé par le poids total multiplié par 100 %. Ce pourcentage varie en fonction du sexe et de l'âge et devrait représenter avant 40 ans environ 15 % du poids chez l'homme et 20 % chez la femme (après 40 ans, il devrait être de 20 % chez l'homme et de 30 % chez la femme). Les patients qui ont fait de nombreux régimes, qui ont joué au yo-yo, deviennent de plus en plus gras pour le même poids.

Le phénomène est le suivant : après les premiers kilos de graisse, nous avons tendance à perdre de la masse maigre, du muscle, et la première chose que l'on gagne lorsqu'on reprend du poids, c'est de la graisse. Avec le yo-yo, même si notre poids revient à sa valeur de départ, on devient de plus en plus gras et il est de plus en plus difficile de perdre du poids. La graisse a en effet un métabolisme moins élevé et il est beaucoup plus difficile de la perdre. La personne obèse est donc prise au piège de son poids et de son métabolisme.

QUE FAIRE ?

Il faut tromper l'organisme en quelque sorte. Manger moins, mieux et plus souvent. Manger mieux, c'est diminuer les portions et manger des quatre groupes alimentaires (fruits et légumes, produits céréaliers, viande et substituts, produits laitiers) en prenant soin de respecter les portions recommandées par le Guide alimentaire canadien. Les aliments comme les légumes et les viandes maigres ne sont pas seulement plus santé, mais ils sont également meilleurs pour couper la faim que les aliments gras ou sucrés pourtant plus caloriques. Cela a pour effet de diminuer le nombre de calories totales que vous ingérez, on n'y échappe pas, mais aussi d'éviter que votre corps le perçoive et ralentisse votre métabolisme. Il s'agit donc de manger toutes les deux ou trois heures en faisant attention de ne pas manger plus, mais en répartissant les calories totales de la journée. Contrairement au jeûne ou aux régimes radicaux, cette façon de faire a même pour effet d'augmenter votre métabolisme et donc le nombre de calories que vous brûlez à ne rien faire. Vous pouvez prendre en collation ce que vous auriez mangé au dîner (par exemple, un fruit et un morceau de fromage contenant des glucides et des protéines). La collation vous aidera à avoir moins faim et à réduire la taille des portions du repas suivant. Une autre façon de tromper l'organisme qui a diminué son métabolisme est de faire de l'exercice. L'exercice, en plus de produire des effets psychologiques bénéfiques, diminue la sensation de faim en rendant la leptine, ce frein de notre appétit, encore plus efficace. Il augmente aussi votre métabolisme pour plusieurs heures. La croissance de votre masse musculaire, surtout si vous faites de la musculation, fera elle aussi augmenter votre métabolisme.

Troisième angle d'attaque : dormir suffisamment. Comme aurait pu le dire Jean de La Fontaine : rien ne sert de courir, mieux vaut dormir suffisamment...

Le secret de la perte de poids est donc le suivant : manger mieux, moins, plus souvent, faire de l'exercice et dormir suffisamment. Pour réussir, vous aurez besoin de motivation, car il est aussi difficile de perdre du poids et de ne pas le reprendre que d'arrêter de fumer. L'important est de réaliser que c'est possible.

Conseils

- D'abord, trouvez une bonne raison de perdre du poids, suivez les conseils du chapitre sur la motivation.

- Commencez par dormir suffisamment, en moyenne 8 heures par nuit, et faites de l'exercice, 30 minutes de marche rapide quotidiennement pour débuter. Intégrez l'exercice à vos habitudes en prenant l'escalier plutôt que l'ascenseur ou en faisant vos emplettes à pied.

- Mangez mieux, moins et plus souvent en divisant la quantité de nourriture quotidienne en 5, de façon à avoir une collation vers 11 heures et 16 heures.

Êtes-vous prêt ?

Paul a 55 ans, il réussit bien malgré sa fatigue et sa somnolence occasionnelle. Il a consulté à la clinique du sommeil, car sa femme en avait assez de son ronflement. Il avoue franchement que si ce n'était pas d'elle, il ne serait pas venu. Je lui ai appris que les examens ont confirmé qu'il souffre d'apnée du sommeil et que le traitement nécessite l'utilisation tous les soirs d'un appareil à pression positive continue appelé *PPC* (voir la section sur l'apnée du sommeil). Il m'a répondu qu'il essaierait, pour sa femme. Trois mois après, il n'était toujours pas allé acheter son appareil. À la visite de suivi, il m'a dit qu'il n'avait pas eu le temps. L'entrevue a permis, en fait, de faire ressortir son ambivalence. Simple en apparence, la réalisation de cette prescription nécessite d'importants changements à ses habitudes de vie. Paul n'était pas prêt pour ces changements.

Il en est de même lorsque vient le temps de traiter l'insomnie et de changer notre hygiène du sommeil ou de modifier nos habitudes alimentaires et d'exercice pour perdre du poids. Appliquer un changement s'accompagne souvent d'ambivalence, source d'immobilité. Le processus de changement comprend cinq stades[56]. Bien les connaître permet au professionnel de comprendre où son patient en est dans son désir de changement et de l'aider à progresser. Ces cinq stades sont les suivants :

- **Pré-réflexion.** La personne ne pense pas avoir de problèmes avec l'apnée du sommeil ou ne croit pas qu'elle doit modifier certaines habitudes comme sa routine du sommeil. Elle n'envisage pas de porter son appareil ou de changer un comportement qu'elle ne croit pas en lien avec son problème.

- **Réflexion.** L'ambivalence commence à se manifester. La personne envisage d'utiliser le traitement prescrit ou de changer de comportement, mais elle hésite. Le *statu quo* ou ne rien faire lui semble encore plus intéressant.

Elle compare le pour et le contre, c'est la balance décisionnelle. Cette phase sera suivie de la phase de décision où la personne est décidée à faire des changements.

– **Action.** Le changement est engagé vers des modifications de ses habitudes de sommeil ou l'utilisation de sa PPC. Le soutien et l'encouragement sont nécessaires.

– **Maintien.** La nature ayant horreur du changement, cette phase est tout aussi importante, car la tentation est forte de revenir à sa situation antérieure.

– **Rechute.** Elle est normale et fréquente. L'entourage prend alors beaucoup d'importance pour soutenir et aider la personne dans l'atteinte de ses objectifs.

Si l'on veut réussir un changement ou un plan de traitement, il est primordial de se **choisir des objectifs** personnels rattachés à des émotions. À moins que le ronflement de Paul ne soit une cause sérieuse de divorce, il est peu probable qu'il va réussir un changement aussi important que de porter un appareil la nuit simplement pour faire plaisir à sa femme. Un autre de mes patients avait une motivation bien plus forte. « Je vais porter mon appareil, car je veux voir grandir mes petits-enfants », m'a-t-il dit lorsque je lui ai appris qu'il devait porter une PPC pour dormir.

Il est également important de **faire un plan d'action**. Il m'arrive souvent de demander à mes patients : « Concrètement, vous allez faire comment ? » On peut se poser cette question à soi-même. Comme vous l'aurez remarqué, il n'y a pas de choix de réponse. Il s'agit d'une question ouverte qui force la réflexion, nous permet d'explorer l'ambivalence et d'aller en profondeur.

Il est important d'**identifier les obstacles et la manière de les surmonter**. Ainsi, à un camionneur, je demande toujours : «Et dans le camion, avez-vous ce qu'il faut pour utiliser votre appareil?» Tout ce que l'on peut prévoir fait gagner du temps et de l'énergie pour l'atteinte de son objectif.

Finalement, c'est un travail d'équipe, il est toujours profitable d'**impliquer son entourage pour atteindre son but**. La femme de Paul doit être une partenaire dans l'atteinte de l'objectif de son mari (porter son appareil).

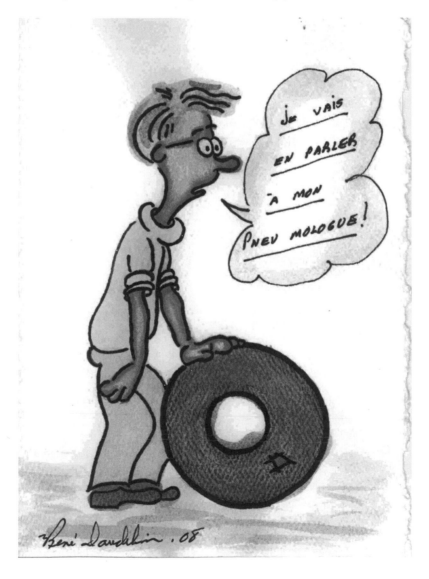

Dans un même ordre d'idées, une jeune étudiante de cinquième secondaire qui m'interviewait sur l'insomnie m'a demandé, d'entrée de jeu : «Croyez-vous que les insomniaques sont des gens paresseux ?» Surpris, je lui ai retourné la question et elle m'a répondu qu'elle faisait ce travail parce qu'elle avait eu des problèmes de sommeil. Corriger ses mauvaises habitudes lui avait demandé beaucoup d'effort et de discipline, mais ça avait fonctionné. Je lui ai demandé ce qui l'avait motivée à changer ses habitudes et elle m'a dit qu'elle voulait réussir son année scolaire. Son objectif n'était pas vague comme mieux dormir, mais lié à quelque chose de concret et d'important. Quoi de plus motivant ? Je ne crois pas que les insomniaques soient paresseux, mais il est clair que de s'engager dans le changement demande des efforts et de la motivation. Pour réussir, vous devez avoir un objectif qui vous tient à cœur et un plan d'action précis. Parlez-en à votre entourage. Vos proches comprendront mieux ce que vous faites et, plutôt que de faire des remarques désagréables comme «tu es ennuyant de ne pas regarder la télévision avec moi», ils vous encourageront et peut-être vous accompagneront dans ces nouvelles habitudes, bonnes pour tout le monde.

Conseils

- Avant tout, questionnez-vous. Pourquoi et pour qui désirez-vous changer vos habitudes de sommeil, votre alimentation ou faire plus d'exercice ? Quels objectifs recherchez-vous ? Sont-ils importants ? Vous touchent-ils ? Être en bonne santé est trop général et risque d'être insuffisant pour maintenir votre motivation de façon efficace.

- Êtes-vous prêt à faire ces changements dès aujourd'hui ou s'agit-il d'un souhait pour plus tard ? Vous sentez-vous capable de réussir ?

- Faites un plan d'action concret. Identifiez les obstacles et la manière de les surmonter. Avez-vous confiance ? Le fait que vous vous couchiez lorsque vous en sentez le besoin peut engendrer de la frustration et de l'incompréhension chez votre partenaire. Pour atteindre votre but, il est important d'impliquer votre entourage et de travailler sur vos capacités et votre confiance.

Composer avec la société et l'environnement

Mon sommeil bousculé, le travail de nuit

Un bateau fait naufrage. Le pilote responsable de donner le cap et la vitesse au timonier dormait. Il dormait depuis 10 secondes, seulement 10 petites secondes, mais c'était déjà trop. L'évaluation médicale du pilote n'a rien montré d'anormal, aucune maladie. Toutefois, il est apparu clairement qu'il manquait de sommeil. Ce pilote avait des horaires de travail variables. Tantôt de nuit, tantôt de jour, avec seulement quelques heures de repos entre les deux. «Les bateaux arrivent, ils ne peuvent attendre et on ne choisit pas le moment», me confia-t-il. En plus, le jour de l'accident, il n'avait pas bien dormi à cause du bruit dans le voisinage. Donc, rien de bien compliqué dans une perspective personnelle lorsqu'on peut remettre certaines activités à plus tard si on a mal dormi. Cependant, cette mauvaise nuit a eu des conséquences sociales et économiques exceptionnelles. Le monde du travail est peu sensibilisé à l'impact du manque de sommeil sur la vie des travailleurs. Le plus souvent, c'est le travailleur qui doit s'adapter à son horaire et non l'inverse.

Le travail à horaire variable ou par quart est une des causes importantes du manque de sommeil et de la somnolence excessive. On rapporte que 25 % des Canadiens au travail ont des horaires variables et doivent travailler de nuit[57]. Cela entraîne un manque de sommeil d'une ou deux heures par jour. Les conséquences pour la santé ne sont pas banales. Le travail de nuit augmente de 50 % les risques de cancer du sein chez la femme[58] et de 70 % chez les agentes de bord soumises en plus au décalage horaire. Les chercheurs croient que la sécrétion de molécules inflammatoires associées au manque de sommeil et l'inhibition de la sécrétion de la mélatonine causée par la lumière seraient la cause de l'augmentation du risque de cancer chez les travailleuses de nuit. En plus de favoriser le sommeil, la mélatonine sécrétée naturellement par notre corps a des effets bénéfiques sur le système immunitaire et agit comme antioxydant. Deux mécanismes protecteurs contre le cancer. Les travailleurs de nuit risquent également deux fois plus que les autres d'avoir un accident de travail et de faire des erreurs ou de s'endormir au volant en rentrant à la maison[59]. Comme la plupart n'ont pas le choix, voyons ce qu'ils peuvent faire pour minimiser les conséquences du travail de nuit.

Martin et Karine sont dans la trentaine. Ils sont mariés et travaillent tous les deux avec moi : Martin est inhalothérapeute et Karine est infirmière à l'unité des soins intensifs. J'ai remarqué récemment qu'ils semblaient fatigués et tendus. Ils m'ont confié qu'il était très difficile de concilier leurs horaires variables avec leur vie familiale (ils ont trois enfants) et les tâches domestiques, sans parler de leur vie sociale. De plus, tous les deux doivent faire régulièrement des heures supplémentaires, parfois obligatoires, et Martin a un autre travail qui l'occupe de temps à autre. Leur travail n'est pas non plus de tout repos, s'occuper des patients de soins intensifs est très exigeant et demande une vigilance constante. Autre facteur qui n'aide pas, ils doivent conduire pendant près d'une heure pour venir à l'hôpital. Lorsque je leur ai demandé ce qu'ils comptaient faire, ils n'ont pas hésité à me répondre qu'ils pensaient changer de mode de vie, car ils réalisaient qu'ils ne tiendraient pas longtemps.

Cette histoire n'a rien d'exceptionnel. Je rencontre tous les jours des infirmières qui travaillent de nuit et elles sont nombreuses à dire que le sommeil est une source majeure de stress et de préoccupation. Il faut dire qu'elles sont particulièrement vulnérables. Il est en effet plus difficile pour une femme de s'adapter au travail de nuit. Cela est sans doute en lien avec des caractéristiques physiologiques, comme le fait que l'horloge interne des femmes tourne un peu plus vite et qu'elles sont plus sujettes à l'insomnie, mais il est clair que le fardeau domestique y est aussi pour quelque chose.

Comme l'illustre l'histoire de Martin et Karine, il est plus difficile de vivre avec des horaires variables lorsque les deux membres du couple travaillent, que le travail demande une vigilance constante, que l'on doit faire des heures supplémentaires et de longs trajets pour se rendre au travail. Le fait de travailler plus de 5 quarts de nuit consécutifs ou 3 quarts de 12 heures, de changer d'horaire tous les 7 jours, d'avoir moins de 48 heures de repos entre les périodes de nuit ou d'être un type du matin, c'est-à-dire d'avoir une horloge biologique en avance par rapport à la moyenne, sont également d'autres facteurs qui vont nuire à la capacité d'adaptation au travail de nuit[21][60].

Avant toute chose, il est essentiel de **sensibiliser notre famille et notre entourage** aux effets du travail de nuit et à l'importance de **protéger une période de sommeil d'au moins huit heures**. Lorsqu'on sort du travail, ce n'est pas le temps d'aller faire les courses, de faire réparer l'auto ou d'aller à la banque pour rendre service à notre conjoint qui travaille de jour. Il faut mettre le répondeur et débrancher le téléphone, car les gens oublient souvent de ne pas téléphoner le jour. La chambre doit aussi être bien protégée du bruit et de la lumière.

Pour ne pas nuire à la sécrétion de mélatonine, on peut **tamiser la lumière** pendant le travail de nuit, mais cela risque de favoriser la somnolence. Si c'est le cas et que la somnolence compromet la qualité et la sécurité de notre travail, il est alors préférable de **s'exposer à une lumière vive** en première moitié de nuit. L'exposition peut se faire par le moyen d'une lampe à néon ordinaire ou d'une lampe de luminothérapie (4000-6000 lux) en continu[61] ou pour des périodes de 15 minutes toutes les heures[62][63] au cours des 4 premières heures de la nuit.

Quand on rentre à la maison le matin, il faut porter des **verres fumés**, encore une fois pour éviter que la lumière n'empêche la sécrétion de mélatonine, et se coucher le plus vite possible. Comme nous l'avons vu, il est plus facile de s'endormir au moment où notre température corporelle est à son minimum, soit vers 5 heures du matin. Plus on retarde l'heure du coucher, plus il sera difficile de s'endormir. Il est également important de dormir dans un endroit sombre et silencieux. Un bandeau sur les yeux et des bouchons pour les oreilles peuvent parfois faire une grande différence. L'utilisation de **mélatonine** (1 ou 2 mg le matin avant de dormir) a été associée à une augmentation du temps de sommeil sans effets indésirables ni somnolence résiduelle au lever[64]. Lorsque toutes les autres mesures sont ineffi-caces, il m'arrive de prescrire un **somnifère** que la personne prendra quatre ou cinq jours par semaine ou lors des changements d'horaire.

Il a été démontré que la luminothérapie en continu ou par intermittence associée au port de lunettes de soleil améliore la vigilance nocturne et favorise un meilleur sommeil de jour[61].

LA SIESTE OU LES STIMULANTS

Même si l'on n'a pas dormi depuis la veille, il est beaucoup plus difficile de dormir sept ou huit heures consécutives pendant la journée, car nos rythmes circadiens favorisent l'éveil. Au net, le travailleur de nuit manque de une à deux heures de sommeil par jour. C'est pour cette raison qu'il est recommandé de faire une **sieste d'environ une heure et demie avant de partir au travail**[65]. On s'assure ainsi de terminer un cycle complet de sommeil, incluant le rêve. L'éveil est alors plus facile et l'on ressent moins d'inertie du sommeil, cette sensation désagréable d'être plus au ralenti et plus ensommeillé qu'avant la sieste.

Une **sieste de 45 à 60 minutes pendant la première moitié de la nuit** aura aussi pour effet de diminuer la carence en sommeil et d'augmenter la vigilance[66]. Lorsqu'on se sent fatigué, que notre vigilance diminue, il est préférable de prendre une pause ou de se faire remplacer, surtout si l'on accomplit une tâche sensible comme la conduite d'un véhicule ou la surveillance d'équipements de sécurité ou dangereux.

Si c'est impossible, il peut être judicieux d'avoir recours à un **stimulant**. Le plus connu est le café, mais il existe aussi des médicaments sous prescription médicale comme le Ritalin (méthylphénidate) ou l'Alertec (modafinil). L'utilisation de ces médicaments n'est acceptée que chez les travailleurs qui présentent un dérèglement de leur cycle veille-sommeil et une somnolence excessive documentée au laboratoire du sommeil.

La prise de stimulants est controversée, car l'idéal est d'avoir des horaires qui nous conviennent et de dormir suffisamment, mais elle permet de diminuer la fréquence des accidents de travail[67].

Un médecin de l'armée américaine avec qui je discutais du résultat de ses recherches me confiait qu'il préférait de loin être le passager d'un pilote de l'air qui a pris de l'Alertec que d'un pilote fatigué qui n'en a pas pris. En effet, ses recherches sur simulateur montrent que les pilotes en condition de combat et de manque de sommeil présentent moins de signes de somnolence, ferment moins les yeux et font moins d'erreurs lorsqu'ils ont pris ce médicament.

Le même médecin militaire me disait qu'il est très difficile pour un soldat de rester performant en période de combat. Les nuits sont trop courtes et les journées trop longues.

L'horaire qui donne les meilleurs résultats – il serait plus juste de dire les moins mauvais – est 4 heures de sommeil et 3 siestes de 20 minutes au cours de la journée. Cet horaire aurait été adopté par de nombreux politiciens. Si après 20 minutes le sommeil n'est pas venu, c'est possiblement que la dette en sommeil était moins importante qu'on le pensait. On se lève et on reprend ses activités jusqu'à la prochaine sieste. La sieste est une méthode efficace pour ne pas s'endormir en conduisant. Avant de reprendre le volant, on recommande de sortir du véhicule et de marcher un peu pour faire disparaître tout résidu de sommeil.

Martin et Karine, quant à eux, ont dû faire des choix. Karine a obtenu un poste de jour et Martin a laissé son deuxième emploi. Ces changements ont eu un impact négatif sur leurs finances, compensé largement du point de vue de leur qualité de vie et de leur santé à long terme.

LE RÉVEIL MATINAL OU DE NUIT...

Certaines personnes doivent se lever très tôt, soit entre 3 et 5 heures du matin. C'est le cas des journalistes qui animent les émissions matinales, mais aussi des travailleurs du transport en commun ou encore de ceux qui, à cause de l'étalement urbain, doivent prévoir de longues heures de déplacement pour faire face à la distance et au trafic. Or, les conséquences de ce mode de vie sont très semblables à celles du travail de nuit. En général, ces personnes sont en manque de sommeil et fatiguées.

Voici les conseils que je donnais récemment à l'animateur d'une émission matinale de télévision :

1 – Protéger son environnement de sommeil et en expliquer les raisons à la famille et aux amis.

2 – Dans le but d'avancer son horloge interne et de favoriser un endormissement plus rapide et un réveil plus tôt, s'exposer le matin à la lumière et prendre de la mélatonine vers 19 heures en prévision d'un coucher à 21 heures.

3 – Faire une sieste de 90 ou 180 minutes, soit 1 ou 2 cycles complets de sommeil, après le dîner. Ce moment où la température corporelle diminue et où la vigilance atteint un creux est plus propice à la sieste. Si ce n'est pas possible, faire 1 à 3 siestes de 20 minutes au cours de la journée et toujours en faire une avant de prendre le volant.

4 – Finalement, ne pas surestimer ses capacités, car deux heures de sommeil en moins pendant deux semaines équivalent, sur le plan des capacités d'attention, à une nuit blanche.

LIMITER L'IMPACT DU TRAVAIL DE NUIT			
Soir Avant le travail	Nuit Pendant la première demie	Matin Après le travail	En tout temps
Sieste 1 h 30 à 2 h 30	Sieste d'environ 45 minutes	Lunettes de soleil	Bonne pratique du sommeil
	Stimulants: café, modafinil?	Se coucher rapidement	Counselling familial
	Luminothérapie	Mélatonine	
		Somnifères?	

Conseils

- Protégez votre temps de sommeil et faites une sieste d'environ une heure et demie avant d'aller travailler.

- Si vous ressentez de la somnolence pendant la première moitié du quart de travail, exposez-vous à lumière et prenez un café juste avant de faire une sieste d'environ 45 minutes.

- Le matin, portez des lunettes de soleil pour rentrer à la maison et allez vous coucher le plus vite possible dans une chambre noire et insonorisée. Portez, au besoin, un bandeau et des bouchons.

Mon horloge voyage, le décalage horaire

J'aime souvent dire à mes ados qu'ils vivent à Montréal la semaine et à Hawaï la fin de semaine. En effet, il n'est pas rare la fin de semaine qu'ils se couchent vers 3 heures du matin et se lèvent vers midi, soit 22 heures et 7 heures, heure de Honolulu. Le lundi, ils reprennent l'horaire de Montréal en se levant à 7 heures, heure locale. Pour quiconque a voyagé, il est évident que ce rythme est fatigant. Mais pour les ados, rien de plus normal. En effet, ils ont un retard de phase et ont tendance à se coucher tard et à se lever tard.

Même pour des adultes, il n'est pas trop difficile de vivre à Hawaï la fin de semaine, car il suffit de retarder l'heure d'endormissement, c'est-à-dire de provoquer un retard de phase ou de faire comme si on allongeait notre journée. C'est ce qui arrive lorsque nous voyageons vers l'ouest. C'est quand il est temps de revenir à l'heure de Montréal le dimanche soir que c'est plus difficile, car nous devons avancer notre horloge, nous coucher plus tôt. Notre journée est alors plus courte, cela équivaut à voyager vers l'est. Vous conviendrez qu'il est plus facile de se coucher tard, ou de voyager vers l'ouest, que de trouver le sommeil lorsqu'on se couche plus tôt, ou que l'on voyage vers l'est. Lorsqu'à Paris il est minuit, l'heure de dormir, il n'est que 18 heures à Montréal, soit le moment où votre température corporelle est la plus élevée et où votre vigilance est à son maximum.

Pour limiter l'impact du décalage horaire, la stratégie à adopter sera donc totalement différente si l'on voyage vers l'est ou vers l'ouest. Vers l'est, on doit avancer son horloge pour la synchroniser avec l'heure plus tardive. Vers l'ouest, au contraire, on doit retarder son horloge, reculer les aiguilles. Le temps d'adaptation sera également différent. En moyenne, il faut une journée par heure de décalage vers l'est et deux fois moins vers l'ouest. Plus exactement, pour se synchroniser avec le nouvel horaire jour-nuit, notre horloge interne a tendance à avancer d'environ 60 minutes par jour lorsqu'on va vers l'est et à reculer d'environ 90 minutes lorsqu'on va vers l'ouest. Avec une stratégie adéquate, nous pouvons accélérer significativement la resynchronisation de notre horloge biologique.

Les symptômes du décalage horaire sont multiples : insomnie, difficultés à s'endormir ou à rester endormi, somnolence diurne, malaises digestifs, diminution des capacités cognitives et physiques[68][69]. Ils résultent entre autres de la désynchronisation de notre horloge interne avec l'heure locale, mais aussi de la fatigue et de la dette de sommeil associées au voyage et au vol de nuit ou au départ matinal.

Qui n'a pas fait sa valise à la dernière minute la veille du départ ? Il existe diverses stratégies pour nous aider à vivre avec le décalage horaire. Elles consistent principalement à **accélérer la resynchronisation** de notre horloge au nouvel horaire jour-nuit. Pour cela, il faut planifier avec précision l'exposition à la lumière, la prise de mélatonine et le moment de dormir, avec ou sans somnifère. On peut aussi **diminuer les symptômes** du décalage horaire grâce à la sieste et aux stimulants.

LA LUMIÈRE

La lumière, particulièrement celle du soleil, est le principal facteur favorisant la synchronisation de notre horloge interne avec le jour et la nuit. Si nous voyageons vers l'est, il est utile de s'y exposer le matin pour favoriser l'avance de notre horloge biologique. À l'inverse, si nous voyageons vers l'ouest, l'exposition en après-midi favorise le retard de notre horloge interne. Il existe des lampes portatives de la grosseur d'un livre qui peuvent être utilisées en voyage. Ces petites lampes à diodes bleues (LED) émettent une longueur d'onde spécifique, plus efficace pour stimuler l'horloge interne, et peuvent donc remplacer de plus grosses lampes à lumière blanche produisant jusqu'à 10 000 lux. On estime qu'il s'agit de l'intensité nécessaire pour stimuler notre horloge interne lorsqu'on utilise une lumière blanche. À titre de comparaison, une bougie émet 15 lux, la lumière d'une lampe halogène équivaut à 750 lux, celle d'une journée ennuagée, à 5000 lux, et celle du soleil par temps clair, à 20 000 lux. Comme vous pouvez le constater, rien ne surpasse la lumière naturelle et, en plus, c'est gratuit et bio.

LA MÉLATONINE

La mélatonine est une hormone produite naturellement la nuit par notre organisme[70]. Elle favorise le sommeil et influence notre horloge biologique. Elle peut donc être utile aux voyageurs.

En temps normal, l'organisme commence à en sécréter avec la noirceur vers 21 heures ; la sécrétion est maximale vers 5 heures et se termine vers 9 heures. L'exposition à la lumière nuit à sa production.

Si nous voyageons vers l'est, nous pouvons prendre de la mélatonine vers 23 heures les premiers jours pour favoriser l'avance de notre horloge interne. Si nous voyageons vers l'ouest et que nous nous réveillons au milieu de la nuit, nous pouvons en prendre pour favoriser le retard de notre horloge biologique.

L'utilisation de la mélatonine n'est pas réglementée ; on peut s'en procurer dans les pharmacies dans la section des produits naturels. On recommande d'utiliser la forme synthétique plutôt que les extraits d'origine animale, plus susceptibles d'être contaminés. Une dose de 0,3 mg par jour est suffisante pour resynchroniser notre horloge, mais elle est habituellement vendue sous forme de capsules de 1 à 3 mg. Cette dose supérieure favorise légèrement l'endormissement. La mélatonine synthétique est très bien tolérée et a fait l'objet de nombreuses études dans le cadre du décalage horaire.

Avant de partir

Minimiser la dette en sommeil. Si l'on prévoit voyager vers l'est (Europe), on peut essayer la semaine précédant le voyage de se lever et de se coucher progressivement une ou deux heures plus tôt. Si l'on prévoit aller vers l'ouest, on fait le contraire, on se couche et on se lève progressivement une ou deux heures plus tard. Plus facile à dire qu'à faire avec les contraintes de la vie moderne !

Pendant le voyage

Il est important de bien s'hydrater. Un avion vole à une altitude moyenne de plus de 10 000 mètres, altitude incompatible avec la vie comme nous le verrons au chapitre sur la montagne. La cabine est bien sûr pressurisée, mais la pression n'y est pas équivalente à celle qu'on trouve au niveau de la mer. Elle correspond en fait à celle du sommet d'une montagne de 2500 à 3000 mètres. À cette pression, la quantité d'oxygène dans l'air, et donc dans le sang, est plus basse. En plus d'augmenter les effets de l'alcool, le manque d'oxygène peut aussi aggraver les symptômes de certaines maladies. On recommande ainsi de ne pas prendre d'alcool en avion et de consulter son médecin avant de partir si l'on souffre d'une maladie pulmonaire ou cardiaque sévère. Il est également important de marcher régulièrement. L'altitude, la déshydratation et l'immobilité augmentent le risque de faire des caillots dans les jambes (thrombophlébite).

Finalement, il faut essayer de dormir. C'est particulièrement utile si l'on voyage vers l'est, mais c'est aussi très bon si on va vers l'ouest. Un somnifère peut parfois être employé, mais attention aux effets secondaires. Utilisez un médicament que vous aurez essayé à la maison avant le départ et qui a peu d'effet sur vous après trois ou quatre heures. Dans le doute, il est préférable de ne rien prendre.

Conseils pour les voyageurs qui partent du Québec

SI VOUS VOYAGEZ VERS L'EUROPE

Pour vous synchroniser avec l'heure locale, il vous faut avancer votre horloge interne. Cela se fera au rythme d'environ 60 minutes par jour. À l'arrivée, faites une sieste de 20 à 30 minutes. Ne vous exposez pas à la lumière avant 11 heures, car votre horloge interne est encore à l'ancienne heure. Ainsi, si vous avez voyagé de Montréal à Paris, à 11 heures, il est 5 heures pour votre organisme. C'est le moment parfait pour vous exposer à la lumière afin d'avancer votre horloge biologique. Une exposition de quelques heures, jusqu'à 13 h par exemple, sera adéquate. Par la suite, il est important de porter des lunettes de soleil

LIMITER L'IMPACT DU DÉCALAGE HORAIRE

Voyage vers l'est

6 h de décalage horaire (par exemple Montréal-Paris)

Heure locale à destination

Voyage vers l'ouest

6 h de décalage horaire (par exemple Montréal-Hawaï)

Heure locale à destination

J0-J7	Jour du voyage	☀	Lumière ou aller à l'extérieur
✈	Départ	🛏	Sommeil ou sieste
🛬	Arrivée	💊	Mélatonine 1 mg
💧	Eau-hydratation	Ⓢ	Somnifère au besoin
👓	Verres fumés ou rester à l'intérieur		

Certaines mesures simples peuvent limiter l'impact du décalage horaire. Les heures et les durées suggérées dans le tableau ci-dessus sont approximatives, c'est le patron général qui est important.
Voir Sack[68] et Burgess[69].

en après-midi pour ne pas contrecarrer les effets de la lumière matinale. Les jours suivants, vous pouvez vous exposer à la lumière une heure plus tôt chaque jour, soit

10 heures, 9 heures, ainsi de suite (voir le tableau «Voyage vers l'est»). La prise de mélatonine (0,5 à 3 mg) vers 23 heures va également favoriser votre sommeil et l'avance de votre horloge interne.

Si vous franchissez plus de huit fuseaux horaires, il est possible que votre cerveau confonde l'aurore avec le crépuscule. On recommande alors de s'exposer à la lumière un peu plus tard, soit vers 13 ou 14 heures les deux premiers jours. L'utilisation d'un somnifère en association ou non avec la mélatonine est parfois nécessaire les premiers jours. La consommation d'un café le matin peut aider à combattre la somnolence, mais attention de ne pas en prendre en après-midi, car l'endormissement est souvent difficile lorsqu'on voyage vers l'est.

SI VOUS VOYAGEZ VERS LA CALIFORNIE OU HAWAÏ

Il est plus facile de voyager vers l'ouest, car il suffit de se coucher plus tard que l'heure de notre horloge interne, ce dont plusieurs personnes ont l'habitude. L'endormissement n'est généralement pas un problème, mais il est parfois plus difficile de rester endormi jusqu'au matin, et le réveil est souvent précoce. Pour favoriser le retard de phase et l'ajustement de votre horloge interne à l'heure locale, il est recommandé de s'exposer à la lumière en fin de journée entre 15 heures et 18 heures (voir le tableau «Voyage vers l'ouest»). Si vous vous réveillez en milieu de nuit, la prise de mélatonine avant 5 heures peut vous aider à vous rendormir et va favoriser le retard de phase.

Si vous franchissez plus de huit fuseaux horaires, il est possible que votre cerveau confonde le crépuscule avec l'aurore. On recommande donc de vous exposer à la lumière un peu plus tôt, vers 13 ou 14 heures pendant les deux premiers jours.

Conseils

- Essayez de dormir suffisamment les jours précédant le voyage et de vous coucher un peu plus tôt si vous prévoyez aller vers l'est (Europe), ou plus tard si vous allez vers l'ouest (Californie ou Hawaï)

- Arrivé en Europe, faites une courte sieste, puis exposez-vous progressivement à la lumière vers 11 heures, et de plus en plus tôt les jours suivants. Évitez le soleil en après-midi (lunettes de soleil) et prenez de la mélatonine au coucher.

- Arrivé en Californie ou à Hawaï, essayez de vous coucher le plus tard possible. Si vous vous réveillez en milieu de nuit, prenez de la mélatonine. Vous pouvez vous exposer à la lumière en fin d'après-midi.

TROISIÈME PARTIE

Quand le sommeil est malade

Vous ronflez! Quelle chance.
Dans mes insomnies, j'ai si peur du silence.
Jean Giraudoux, *L'Apollon de Bellac* (1947)

Cette troisième partie est consacrée aux maladies du sommeil et à leur impact sur la santé, mais aussi aux conséquences de maladies comme la douleur et la dépression sur le sommeil. On répertorie plus de 84 troubles du sommeil[71]. Nous explorerons les plus fréquents et ceux qui me semblent les plus importants dans ma pratique médicale.

Peut-être vous reconnaîtrez-vous dans un des exemples. Si c'est le cas, ce sera une bonne façon d'aborder le sujet avec votre médecin, qui vous référera au besoin à un spécialiste. Plusieurs de mes patients se sont reconnus lors de reportages écrits ou télévisés sur les troubles du sommeil et ont décidé d'en parler à leur médecin. Si vous avez déjà obtenu un diagnostic, cette section vous aidera à comprendre votre maladie, à l'accepter et à en minimiser les effets, si ce n'est la guérir.

Voici un bref aperçu des sujets qui seront abordés :

CHÉRI(E), TU RONFLES
(APNÉE DU SOMMEIL ET RONFLEMENT)

L'apnée du sommeil touche 1 personne sur 10 et 1 camionneur sur 4. En plus d'affecter la qualité de vie des patients, l'apnée peut les tuer. Sur une période de 15 ans, elle sera fatale pour 40 % des patients gravement atteints et non traités. Voilà une maladie à ne pas prendre à la légère, mais qui se soigne. Les trucs du métier vous aideront à y faire face.

L'insomnie

Qui n'a pas souffert d'insomnie à un moment ou un autre de sa vie ? Ce problème s'installe souvent de façon sournoise et c'est notre réaction qui l'entretient. L'insomnie se contrôle : près de 7 personnes sur 10 y arrivent lorsqu'elles s'y prennent de la bonne façon. Cette section donne de l'information sur la manière d'approcher l'insomnie, mais surtout sur l'attitude à adopter quand elle survient.

Mille et une nuits, mille et une autres maladies

Entre la poule et l'œuf, la douleur et la dépression perturbent le sommeil, et un mauvais sommeil est susceptible de les aggraver. Où en est la recherche ? Connaissez-vous le pouvoir du placébo ? Quels sont les effets secondaires des antidouleurs et des antidépresseurs sur le sommeil ? Des draps qui ne tiennent pas en place, un partenaire qui donne des coups de pieds ou même des coups de poings, un adolescent qui vide le frigo la nuit ou qui s'endort entre deux présences sur la glace au hockey. Si vous vous reconnaissez ou que votre curiosité est piquée, ce chapitre est pour vous. Divers sujets y seront abordés, dont la douleur, la dépression, le choc post-traumatique, le syndrome des jambes sans repos, le somnambulisme, le trouble comportemental du sommeil paradoxal et la narcolepsie.

La fatigue, lorsque le sommeil n'est pas en cause.

«Je suis fatigué.» Qui n'a pas dit cette phrase dans la dernière semaine ? Quelle est la différence entre la fatigue et la somnolence ? Comment éviter la fatigue ou en contrecarrer les effets ?

L'apnée du sommeil et le ronflement

*Chéri, tu ronfles, j't'ai donné des coups
d'genou, j't'ai secoué, j't'ai tourné, j't'ai roué
de coups de pied. Ça n'a rien changé du tout.*

Lynda Lemay

LES VISAGES DE L'APNÉE DU SOMMEIL

JACQUES, ou l'importance d'un bon diagnostic…

Jacques est suivi régulièrement par son médecin de famille depuis cinq ans. Âgé de 55 ans et d'abord sans histoire, il a commencé à dire de plus en plus souvent qu'il se sentait toujours fatigué, qu'il devait se fouetter pour accomplir ses tâches quotidiennes, qu'il n'avait plus de libido et que même la sieste du samedi ne l'aidait plus. Il a mentionné à son médecin que son sommeil le préoccupait, qu'il était fragmenté et non réparateur, accompagné à l'occasion de longues heures d'insomnie. Son médecin a alors suspecté une dépression consécutive à son divorce récent et lui a prescrit un antidépresseur. Six mois plus tard et huit kilos en plus, la situation ne s'était pas améliorée. C'est à ce moment qu'il a mentionné que sa nouvelle compagne lui avait dit qu'il arrêtait de respirer pendant son sommeil et qu'elle croyait qu'il faisait de l'apnée. Son médecin s'est alors souvenu de cette conférence, un soir où il était un peu fatigué, où il avait appris que les symptômes de l'apnée du sommeil ressemblent à ceux de la dépression.

*DIANE, un dénouement tragique au-delà
de la responsabilité personnelle…*

La vie de Diane a basculé après un accident d'automobile. Cette directrice de banque s'est endormie au volant en revenant d'un dîner d'affaires. Elle a subi de graves blessures, mais va s'en tirer. Ce n'est pas le cas de l'automobiliste qu'elle a heurté, lui est mort sur le coup. L'alcool a d'abord été mis en cause, puis Diane a été accusée de négligence criminelle pour s'être endormie au volant. Heureusement pour elle, le médecin qui l'a soignée a suspecté qu'il pouvait s'agir d'un problème d'apnée du sommeil. Son petit menton fuyant et les ronflements observés par le personnel infirmier lui ont mis la puce à l'oreille. Son questionnaire a par la suite confirmé qu'elle était très fatiguée et qu'elle s'endormait parfois pendant les réunions. Vivant seule, elle ne savait pas si elle ronflait et elle mettait sa fatigue sur le compte de son travail et du surmenage. L'examen polysomnographique consistant à enregistrer son sommeil et sa respiration a confirmé le diagnostic d'apnée du sommeil. Il a aussi révélé des épisodes de haute résistance des voies aériennes supérieures, c'est-à-dire des moments où Diane doit faire des efforts importants pour inspirer pendant qu'elle dort et qui fragmentent son sommeil. Diane a alors entrepris un traitement. Sa fatigue et sa somnolence ont disparu et l'accusation de négligence criminelle a été levée.

LUC, retrouver son énergie et sa motivation

À 35 ans, Luc a décidé de se prendre en main. Tout va mal : il a 50 kilos en trop, son taux de cholestérol et sa tension artérielle sont trop élevés et on vient de lui annoncer qu'il est diabétique. Il prend déjà 10 pilules par jour. Pourquoi veut-il se prendre en main maintenant ? Parce que son énergie n'a jamais été aussi bonne.

Dans le cadre de son évaluation, son médecin lui a fait passer une étude de sommeil cardiorespiratoire à domicile. Luc a commencé un traitement pour l'apnée du sommeil depuis un mois et sa vie a changé. Sa somnolence a disparu et sa tension artérielle et son taux de sucre se sont déjà améliorés grâce au traitement de son apnée du sommeil. Son médecin lui a dit qu'il était bien possible qu'il puisse cesser de prendre certains médicaments. Il lui a aussi dit que chaque fois qu'il perdrait 10 % de son poids, son apnée s'améliorerait de 30 %. Luc s'est donc fixé un objectif réaliste d'un kilo par mois. Il a changé ses habitudes alimentaires, de sommeil et d'exercice et, le plus important, il a impliqué sa conjointe dans son programme. Ainsi, ils se motivent mutuellement, ce qui est bon pour l'un est bon pour l'autre. Luc sait que s'il perd suffisamment de poids, son médecin fera un nouveau test et il pourra possiblement cesser son traitement pour l'apnée. En attendant, il est traité et protégé, ce qui lui donne l'énergie pour tenir ses résolutions et la patience de le faire intelligemment.

L'apnée obstructive du sommeil

Le terme *apnée* désigne un arrêt, une suspension de la respiration. L'arrêt peut être volontaire, comme lorsqu'on plonge sous l'eau. Mais il peut résulter d'un problème du système nerveux central, du cerveau ou des voies respiratoires. L'apnée obstructive du sommeil est une maladie chronique qui se caractérise par le blocage ou l'affaissement des voies aériennes supérieures situées à l'extérieur de la cage thoracique (pharynx et larynx), entraînant un arrêt (apnée) ou une baisse de la respiration (hypopnée) au cours du sommeil. Ces événements s'accompagnent de ronflement, d'une diminution répétée de la quantité d'oxygène dans le sang (hypoxémie) et de microéveils (réveils brefs et imperceptibles de moins de 15 secondes) qui altèrent la santé cardiovasculaire, la vigilance et les fonctions cognitives (attention et mémoire).

On observe chez certains de la haute résistance des voies aériennes supérieures. Dans ce cas, il n'y a pas de diminution de l'entrée d'air, mais les efforts nécessaires pour faire entrer l'air par des voies aériennes rétrécies éveillent le patient et fragmentent son sommeil. Dans ce cas, même si les voies aériennes sont rétrécies, le patient parvient à inspirer la quantité d'air dont il a besoin, mais au prix d'un tel effort qu'il se réveille fréquemment.

UN PROBLÈME DE TAILLE !

À part le cochon obèse et le bulldog anglais, il semble que nous soyons la seule espèce à souffrir de ce problème. Cette maladie résulte en partie d'une de nos qualités qui se transforme en défaut. Cette qualité, c'est la parole. Nous parlons, entre autres, grâce à notre pharynx souple et entièrement constitué de muscles. Cela nous permet de le déformer et d'ainsi produire des sons complexes. La voix humaine est une petite merveille technologique. Toutefois, pendant le sommeil, nos muscles se relâchent et notre pharynx s'affaisse. Il arrive alors, en association avec certaines caractéristiques et circonstances, que l'écoulement de l'air devienne plus difficile. Comme l'eau dans une rivière qui devient plus étroite, le flot d'air devient turbulent et c'est ce qui produit le ronflement.

Pour faire entrer l'air dans nos poumons, nous devons exercer une succion au moyen de nos muscles respiratoires, principalement le diaphragme. En se contractant, il agrandit la cage thoracique, ce qui fait chuter la pression à l'intérieur et fait entrer l'air. La force de succion a aussi pour effet d'affaisser nos voies aériennes supérieures qui, en raison du relâchement musculaire, sont moins protégées pendant le sommeil. En présence d'obstruction nasale, notre diaphragme doit faire un effort supplémentaire pour vaincre l'obstruction et faire entrer l'air. La pression de succion générée est plus importante, ce qui va engendrer un affaissement plus marqué. Tout ce qui contribue à diminuer la grosseur de nos voies aériennes supérieures, comme de grosses amygdales, une langue volumineuse ou déplacée vers l'arrière par un petit menton, ou le fait de dormir sur le dos, va également favoriser leur affaissement et l'apparition d'événements respiratoires comme le ronflement, la haute résistance, les hypopnées et les apnées. L'excès de poids est aussi en cause. Pour chaque kilo en trop, il y a quelques grammes qui se logent dans la gorge, rétrécissant les voies aériennes supérieures. On peut ainsi induire de l'apnée obstructive du sommeil chez le singe en injectant du collagène dans son pharynx pour simuler l'effet de la prise de poids.

Les ronflements et les épisodes d'apnée sont plus fréquents à la suite de soirées bien arrosées. C'est que tout ce qui relaxe nos muscles affaiblit les parois musculaires du pharynx et du larynx, et donc favorise leur fermeture. La fatigue produit le même effet, de même que certains médicaments comme les narcotiques. Ainsi, pas étonnant que l'on ronfle plus lorsqu'on est fatigué ou qu'on a consommé de l'alcool.

Pourquoi le bulldog anglais fait-il de l'apnée du sommeil, alors que l'on sait que les chiens ont des voies aériennes supérieures rigides et non déformables grâce à la présence de cartilage? En fait, cette race de chien a une malformation de la luette, ce petit bout de chair, un peu banal, qui pend au fond de la gorge. La luette empêche la nourriture et l'air de sortir par le nez lorsque nous mangeons ou respirons. Pas si banal, finalement! Chez le bulldog, cette malformation bloque l'entrée d'air. La chirurgie du voile du palais a d'ailleurs été inventée par un vétérinaire pour traiter le bulldog. Dans le cas de l'humain, malheureusement, il y a habituellement plusieurs sites d'obstruction, ce qui explique le faible taux de succès de ce type de chirurgie.

Plus de 10 % de la population est atteinte d'apnée obstructive du sommeil. C'est cinq fois plus que dans les années 1990, principalement en raison de l'augmentation des problèmes d'excès de poids. Concrètement, vous devriez connaître autant de gens traités pour l'apnée du sommeil que de gens traités pour l'asthme. Ce n'est pas le cas, car la très grande majorité, soit plus de 85 % des patients, ne savent pas qu'ils font de l'apnée du sommeil et leur problème n'est pas diagnostiqué.

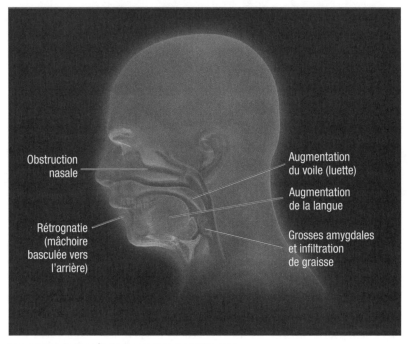

Obstruction nasale

Augmentation du voile (luette)

Augmentation de la langue

Rétrognatie (mâchoire basculée vers l'arrière)

Grosses amygdales et infiltration de graisse

Les causes de l'apnée du sommeil et du ronflement.

PLUS QU'UN ARRÊT RESPIRATOIRE

La respiration assure deux grandes fonctions. L'inspiration apporte l'oxygène à l'organisme et l'expiration évacue les déchets de son utilisation, soit le gaz carbonique. Au cours d'une apnée ou d'une hypopnée, il y a accumulation de gaz carbonique et chute de la quantité d'oxygène dans le sang. Le sang devient alors plus acide et il s'appauvrit en oxygène. Ce stress, car il s'agit bien d'un stress pour l'organisme, va provoquer une accélération du rythme cardiaque et une augmentation de la tension artérielle. C'est comme si quelqu'un vous étranglait pendant votre sommeil et qu'à la toute dernière seconde, avant que vous ne vous réveilliez complètement, il relâchait son étreinte.

Les apnées et les hypopnées durent en moyenne entre 10 et 20 secondes, parfois plus, et se répètent plusieurs fois par heure. Le manque d'oxygène entraîne également la production de substances inflammatoires (interleukine 6 et TNF-α) et d'oxydants, ou radicaux libres, qui favorisent la formation des plaques de cholestérol dans nos artères. Cette inflammation affecte aussi notre capacité à nous débarrasser du mauvais cholestérol et provoque de la résistance à l'insuline favorisant l'apparition des maladies cardiovasculaires (infarctus et AVC) et du diabète. L'apnée obstructive du sommeil est la principale maladie pouvant engendrer de l'hypertension artérielle. Un patient hypertendu sur trois est atteint d'apnée du sommeil.

Points clés

- L'apnée obstructive du sommeil est une maladie chronique qui se caractérise par le blocage ou l'affaissement des voies aériennes supérieures, provoquant un arrêt (apnée) ou une baisse de la respiration (hypopnée) au cours du sommeil.
- Ces événements respiratoires entraînent une chute du taux d'oxygène, des microéveils et de l'inflammation qui altèrent la santé cardiovasculaire et cérébrale.
- Plus de 10 % des gens sont atteints d'apnée du sommeil. Ce sont surtout des personnes ayant un excès de poids.

MANIFESTATIONS ET MALADIES ASSOCIÉES À L'APNÉE DU SOMMEIL	
Pendant le sommeil	**Pendant l'éveil**
Ronflement Apnées (arrêts respiratoires) constatées par l'entourage Sensation d'étouffement Activité motrice anormale (sommeil agité) Sommeil fragmenté/insomnie Nycturie (fréquent besoin d'uriner la nuit) Reflux gastro-œsophagiens Sueur nocturne	Somnolence (homme obèse) Fatigue/sommeil non réparateur (femme mince) Hyperactivité (enfant) Altération des fonctions cognitives (concentration, mémoire, jugement) Changements de la personnalité (irritabilité) Baisse de la libido/impuissance Maux de tête au réveil
Pour la santé	**Répercussions sociales**
Hypertension artérielle Infarctus du myocarde (crise cardiaque, angine) Accident vasculaire cérébral Démence Syndrome métabolique Diabète Dépression	Accidents de la route Accidents de travail Perte d'emploi Divorce

L'ÉTUDE DE SOMMEIL

L'étude de sommeil permet de mettre en images le bon ou le mauvais fonctionnement du corps. Un peu comme l'électrocardiogramme permet de voir l'infarctus, par exemple. Il existe toutes sortes de tests pour évaluer le sommeil. Selon les circonstances, certains sont meilleurs ou plus indiqués que d'autres ; le médecin choisit donc celui qui est le plus adéquat selon les symptômes et l'état général du patient. Pour Diane, nous avons procédé à un examen en laboratoire appelé *polysomnographie*. Cet examen, réalisé à l'hôpital ou en clinique, permet d'enregistrer, en plus d'autres paramètres, l'activité électrique du cerveau et d'évaluer la qualité du sommeil.

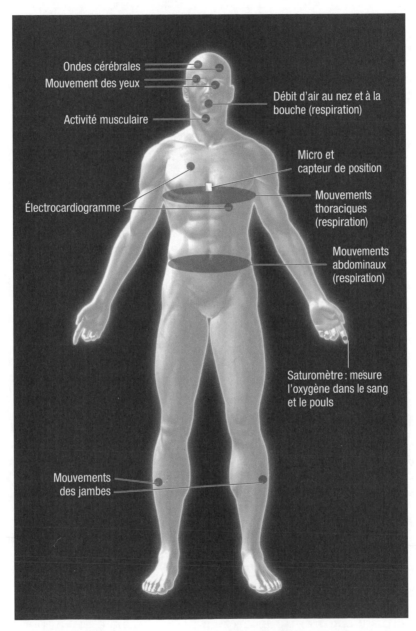

L'étude de sommeil permet d'enregistrer une foule de paramètres pour évaluer la qualité du sommeil. Les signaux dont la définition est à gauche ne sont mesurés qu'en laboratoire. Ceux qui sont définis à droite le sont à la fois lors du test à domicile et au laboratoire.

Les patients arrivent au laboratoire vers 21 heures, souvent légèrement anxieux à l'idée de se faire installer des capteurs un peu partout et d'être surveillés par vidéo. Dans les faits, la très grande majorité des patients s'endorment en moins de 30 minutes et passent une nuit relativement semblable à celle qu'ils auraient eue à la maison. Habituellement, le patient ne sera pas dérangé dans son sommeil, à moins qu'un capteur ne se déplace ou que l'on constate une apnée du sommeil sévère qui nécessite un traitement immédiat par pression positive continue.

C'est vrai qu'il y a toute une panoplie de capteurs et de fils, dont une douzaine sur la tête pour mesurer l'activité électrique du cerveau et des muscles du visage et des yeux. C'est grâce à ces capteurs que l'on peut évaluer la présence du sommeil et sa qualité (évaluer les stades, les éveils et microéveils de moins de 15 secondes) et diagnostiquer des problèmes comme le grincement des dents (bruxisme). On mesure la respiration avec un capteur qui ressemble au dispositif avec lequel on donne de l'oxygène à un malade, ce capteur est installé sur le nez et la bouche.

Les efforts respiratoires sont évalués par deux ceintures autour du thorax et de l'abdomen, le ronflement par un micro, la position par un capteur qui, au moyen d'une boussole interne, détecte les changements de position.

Le taux d'oxygène est mesuré par une petite pince que l'on porte sur un doigt et qui est reliée à un saturomètre. La lumière émise sur le dessus de la pince est recueillie de l'autre côté, après avoir traversé le doigt, et analysée par le saturomètre. Selon le taux d'oxygène dans le sang, la quantité de lumière qui traverse le doigt varie, nous donnant ainsi la mesure de la saturation ou la quantité d'oxygène dans le sang. Tous ces capteurs sont nécessaires pour faire la distinction entre une respiration normale et l'apnée, l'hypopnée, la haute résistance ou le ronflement simple. D'autres capteurs placés sur les muscles des jambes sont utiles pour évaluer les mouvements périodiques du sommeil et pour le diagnostic du syndrome des jambes sans repos. Enfin, un électrocardiographe mesure l'activité du cœur.

Pour Diane, il était important, dans le contexte de son accident et des poursuites judiciaires, d'évaluer son sommeil de la façon la plus exhaustive possible afin d'expliquer sa somnolence. Pour mesurer son degré d'hypersomnolence et écarter la narcolepsie, cette maladie caractérisée par des attaques de sommeil, Diane a également subi un test de jour, appelé *test de latence d'endormissement*. Au cours de ce test, le patient est invité à faire une série de 5 siestes de 20 minutes à intervalles de 2 heures. À la fin du test, on calcule le temps moyen que la personne a mis pour s'endormir et le type de sommeil qu'elle a présenté si elle a dormi. De façon caractéristique, les patients hypersomnolents s'endorment en moyenne en moins de cinq minutes et les patients souffrant de narcolepsie rêvent pendant leur sieste, ce qui est inhabituel si on n'est pas en manque de sommeil.

La polysomnographie est un examen plus complet que l'examen à domicile que Luc a passé. Dans le cas de Luc, il était clair que nous voulions l'évaluer uniquement pour l'apnée du sommeil. Nous avons donc procédé à un examen simplifié appelé *cardiorespiratoire*. Cet examen permet d'évaluer avec justesse la respiration, le taux d'oxygène dans le sang, le rythme cardiaque et la position du corps, mais il est insuffisant si on recherche un autre trouble du sommeil.

Peu importe l'examen, les données recueillies sont analysées par le personnel du laboratoire du sommeil et revues par le médecin qui fera l'interprétation de l'étude. On en tire un rapport avec le nombre d'épisodes d'apnée, d'hypopnée et de hautes résistances par heure, c'est l'IAH ou index d'apnée et d'hypopnée par heure. Basé sur l'IAH, le problème est considéré comme léger si l'IAH est de 5 à 15, modéré, de 15 à 30, et sévère, de plus de 30. L'évaluation globale de la sévérité tient également compte des symptômes, de l'importance des chutes du taux d'oxygène et du jugement du médecin.

Le nombre de chutes de plus de 4 % du taux d'oxygène dans le sang par heure y est aussi comptabilisé. Normalement, le taux d'oxygène dans le sang, ou saturation en oxygène, est d'environ 96 %. Une étude récente[72] a montré que ce sont les chutes de plus de 4 % qui sont les plus dangereuses à long terme pour le cœur. La polysomnographie en laboratoire permet de plus d'associer les anomalies respiratoires à la position du patient et au stade de sommeil où il se trouve. Les anomalies respiratoires sont plus fréquentes quand on se couche sur le dos, en raison de la chute de la langue et de la mâchoire vers l'arrière, et lors du sommeil REM, en raison de la paralysie des muscles du pharynx. L'apnée du sommeil entraîne de façon caractéristique une diminution du sommeil profond et une augmentation des réveils et des microéveils. Cette information n'est cependant pas indispensable au diagnostic de l'apnée du sommeil et c'est pourquoi nous réalisons le plus souvent un examen à domicile plus rapide et moins coûteux.

Points clés

- Les symptômes de l'apnée du sommeil ressemblent à ceux de la dépression.
- L'hypertension artérielle, les maladies cardiaques, les accidents vasculaires cérébraux, le diabète, la dépression et la démence sont des maladies qui se rencontrent plus fréquemment chez les gens présentant de l'apnée du sommeil.
- L'IAH (index d'apnée et d'hypopnée) correspond au nombre d'apnées et d'hypopnées par heure. On l'obtient grâce à une étude de sommeil.

LES TRAITEMENTS

Le traitement doit être individualisé pour chaque patient. Il dépend de la sévérité de la maladie, de la présence d'obésité, d'anomalies de la gorge ou de la mâchoire (rétrognathie : petit menton déplacé vers l'arrière), de l'urgence à commencer le traitement ainsi que des préférences du patient. Chez tous les patients présentant un problème sévère (plus de 30 épisodes d'apnée ou d'hypopnée par heure) ou nécessitant un traitement urgent, le premier choix demeure la pression positive continue communément appelée *CPAP* pour *continuous positive airway pressure.*

TRAITEMENTS DE L'APNÉE OBSTRUCTIVE DU SOMMEIL

Médical
  PPC (pression positive continue ou CPAP)
  Positionnel (méthode pour éviter la position dorsale pendant le sommeil, comme la ceinture REM-A-TEE)
  Perte de poids, arrêt du tabac, de l'alcool, des sédatifs ou des narcotiques
  Traitement de la congestion nasale (rhinite chronique)

Dentaire (IAH < 30 ou échec de la PPC)
  Orthèse d'avancement mandibulaire

Chirurgical (IAH < 30 ou échec de la PPC)
  Amygdalectomie
  Chirurgie du voile
  Avancement bimaxillaire

La PPC, un coussin d'air...

Jacques et Luc présentent une apnée sévère et un excès de poids. Pour eux, la **pression positive continue** (PPC) est tout indiquée. Ce traitement révolutionnaire a été imaginé et développé par le Dr Colin Sullivan en 1979. Médecin pneumologue australien, le Dr Sullivan a fait une partie de ses études à Montréal au Centre de recherche Meakins-Christie de l'Université McGill et a fondé la compagnie ResMed qui commercialise depuis le début des années 1980 cet appareil à pression positive continue.

Le principe de son fonctionnement est très simple : empêcher la fermeture du pharynx en appliquant une pression d'air à l'intérieur. Les voies aériennes sont ainsi pressurisées du nez jusqu'aux poumons. Peu importe où se situe l'obstruction, elle sera levée si la bonne pression est appliquée. C'est ce qui distingue ce traitement de tous les autres qui ont une action plus ciblée sur la langue ou le voile du palais, par exemple. Du fait que la PPC agit au niveau de toutes les voies respiratoires supérieures, elle constitue le traitement le plus efficace. Elle fonctionne chez tous les patients, sauf de rares exceptions dont nous parlerons plus loin.

La PPC est à la respiration ce que les lunettes sont à la vision. Il s'agit d'une orthèse respiratoire qui corrige un défaut physique ou de fonctionnement du pharynx. Comme pour les lunettes, la force doit être ajustée pour chaque patient. Cet ajustement se fait lors d'un examen de sommeil au laboratoire ou à la maison en utilisant un appareil intelligent dit *automatique*.

Pour poursuivre l'analogie avec les lunettes, la PPC automatique correspond au foyer progressif. L'appareil s'adapte aux besoins du patient. La pression s'ajuste au degré d'ouverture du pharynx. La plupart des patients ont besoin d'une pression plus élevée lorsqu'ils dorment sur le dos et pendant le sommeil REM. L'appareil est capable de détecter la présence de ronflement ainsi que les apnées et les hypopnées et de les corriger en augmentant la pression. Si vous changez de position, par exemple si vous vous tournez du dos sur le côté, l'appareil diminue la pression. Même chose lorsque vous changez de stade de sommeil.

La très grande majorité des patients n'ont pas besoin d'un appareil automatique à la maison, car les différences de pressions entre les positions dorsale et de côté, et entre les différents stades de sommeil, ne sont pas assez importantes pour nuire au confort ou à l'efficacité du traitement. Le médecin opte habituellement pour une PPC à pression fixe, moins chère et tout aussi efficace[73].

Il existe également un autre appareil qui ajuste la pression selon que le patient inspire ou expire. Les pressions inspiratoire et expiratoire sont ajustées au cours d'un examen de sommeil en laboratoire et programmées par la suite dans l'appareil que le patient va utiliser à la maison. Cette pression positive à deux niveaux de pression, appelée *BPAP* en anglais (*bi-level positive airway pressure*), est parfois mieux tolérée que la PPC du fait que la pression expiratoire est plus basse que la pression inspiratoire, mais elle n'est pas plus efficace, en général, que la PPC pour le traitement de l'apnée du sommeil. Elle coûte aussi beaucoup plus cher.

En augmentant la pression inspiratoire, le BPAP peut aussi être employé pour augmenter la quantité d'air que l'on inspire pendant que l'on dort. C'est utile pour les patients présentant une faiblesse musculaire, une obésité extrême ou des déformations de la cage thoracique qui les empêchent d'évacuer le gaz carbonique (hypoventilation). Il est possible d'ajouter une fréquence respiratoire à la programmation de l'appareil, si bien que si le patient fait une apnée centrale, c'est-à-dire si son cerveau ne donne pas la commande de respirer, l'appareil va insuffler de l'air automatiquement. Ce traitement est donc réservé aux patients intolérants à la PPC ou à ceux présentant de l'hypoventilation ou de l'apnée centrale, comme nous le verrons plus loin.

Avec tous les types d'appareils, la pression d'air générée est transmise au pharynx par un masque appliqué sur le nez (nasal) ou sur le nez et la bouche (facial). Cette pression empêche le ronflement et stabilise les voies aériennes en les gardant ouvertes, donnant ainsi libre cours à un sommeil réparateur sans chute du taux d'oxygène dans le sang. Le masque nasal est plus efficace et plus facile d'ajustement pour éviter les fuites d'air. Il faut parfois utiliser un masque facial chez certains patients qui ont le nez bouché ou qui ouvrent la bouche malgré l'ajout d'une mentonnière (courroie qui maintient la bouche fermée). Ce masque requiert souvent que l'appareil fournisse une pression d'air plus forte et il est plus difficile à ajuster.

Le passage à l'action, les obstacles, les solutions

C'est au cours d'un voyage de pêche que Paul, dont on a parlé au chapitre «Des actions qui profitent à tous», a vraiment décidé de passer à l'action. Six mois après son diagnostic d'apnée du sommeil, il n'avait toujours pas commencé son traitement par PPC. Il appréhendait ce nouveau voyage, car il savait que ses ronflements dérangeraient tout le monde, mais il se disait que ce n'était pas trop grave, car son cousin François était aussi bruyant que lui. Les deux se plaisaient à répéter à leurs compagnons que le ronflement avait contribué à la survie de l'espèce. En effet, ils avaient lu que le ronflement au fond des grottes mimait le bruit d'un grand tigre qui dort, ce qui éloignait les prédateurs. Grâce à eux, aucun risque qu'un ours vienne les embêter!

Paul fut bien surpris de constater que son cousin François avait placé un appareil à pression positive continue (PPC) sur le bord de son lit. Le même qu'on lui avait prescrit six mois auparavant. Dans ce camp sans électricité, comment allait-il faire? Paul ne savait pas que son cousin était malade. C'est vrai qu'il s'endormait souvent dans la cache, mais de là à porter cet appareil… François lui expliqua qu'on lui avait diagnostiqué son apnée du sommeil à la suite d'une crise d'angine. Depuis, il ne pouvait plus se passer de son appareil.

François avait compris que son apnée du sommeil augmentait considérablement, de plus de 50 %, son risque de faire un infarctus, et qu'elle avait aussi un impact sur son hypertension et son diabète, et sur le risque de subir un accident vasculaire cérébral. Nouvellement grand-père, il était décidé à faire tout ce qu'il pouvait pour rester en santé. C'est pour cela qu'il avait essayé le traitement, mais d'autres motivations l'avaient incité à continuer. Certes, il voulait toujours être en santé, mais ce qui le poussait à poursuivre son traitement, c'étaient les bienfaits d'un sommeil réparateur. Se réveiller en pleine forme, il n'avait pas connu ça depuis des lustres. Il avait retrouvé sa vitalité et sa concentration. Sa somnolence avait disparu. Il avait promis à Paul que cette année-là, il ne s'endormirait pas dans sa cache.

Paul a demandé à son cousin comment son entourage avait réagi. Il faut l'admettre, l'appareil à PPC n'est pas très séduisant ! « Très bien », a répondu François. D'abord, ils ont apprécié la disparition des ronflements, puis ils ont constaté que François était de meilleure humeur, moins irritable et moins déprimé. « Et pour l'électricité, comment vas-tu faire ? » a demandé Paul. En fait, il suffit d'une simple batterie pour la nuit et d'une génératrice pour la recharger pendant la journée tous les deux ou trois jours, a répondu François. Il y a toujours une solution aux obstacles que l'on rencontre.

Paul a constaté à quel point son cousin avait changé : il avait l'air plus reposé et semblait avoir rajeuni de 10 ans. Il s'est promis qu'il ferait l'essai du traitement par PPC dès son retour à la civilisation. Il voulait en savoir plus sur sa maladie, ses causes, ses conséquences et les traitements.

L'histoire de Paul est loin d'être exceptionnelle. Pour s'investir dans un changement, il faut souvent un élément déclencheur. Le témoignage de François a été la clé. J'encourage tous mes patients à témoigner autour d'eux de leur réussite et de leurs difficultés. Il n'est pas rare que les échanges avec leurs proches leur fournissent des solutions et la motivation pour les appliquer.

Quand on la voit pour la première fois, la PPC fait souvent un peu peur et il n'est pas étonnant que Paul ait mis six mois avant de se décider à l'essayer. Lorsqu'il a constaté combien son cousin était satisfait et que ce n'était pas si compliqué, il a décidé de louer l'appareil pendant un mois. Ce premier mois n'a pas été aussi facile pour lui que pour François. Paul a dû faire quelques allers-retours à la clinique où il avait loué son appareil pour trouver le bon masque. Son choix s'est arrêté sur un modèle narinaire. Il a été surpris de découvrir qu'en plus des masques nasal et facial, il y en avait un plus petit qu'on pouvait mettre directement dans les narines. L'inhalothérapeute lui a aussi expliqué qu'il fallait faire certains ajustements pour prévenir les fuites d'air et réduire l'inconfort. Ne pas trop serrer les courroies pour ne pas avoir de rougeurs au visage et bien nettoyer son masque le matin.

Les premières fois, Paul éprouvait un sentiment de panique. Il n'arrivait pas à expirer à cause de la pression continue et il avait l'impression de manquer d'air. On lui a enseigné une façon simple de s'habituer à la pression. Il s'agit d'utiliser un dispositif appelé *rampe*, qui permet d'augmenter progressivement la pression, sur 15 à 45 minutes, jusqu'à la pression de traitement qui a été déterminée lors de son étude de sommeil. On lui a aussi recommandé de suivre la procédure suivante qui aide à s'habituer à l'appareil[74] :

1. Tenir le masque sur le nez avec ses mains et mettre l'appareil en marche avec la rampe. Fermer la bouche et respirer tranquillement par le nez, la bouche fermée. Si tout va bien, recommencer en enlevant la rampe. La pression sera alors plus élevée dès le début.

2. Mettre le masque avec les courroies et mettre l'appareil en marche avec ou sans la rampe. Respirer avec le masque pendant 5 à 10 minutes et, graduellement, au fur et à mesure que l'appareil est mieux toléré, augmenter jusqu'à une période de 20 à 30 minutes.

3. Faire une sieste avec le masque et l'appareil en marche.

4. Utiliser la PPC en début de nuit ; si le sommeil ne vient pas après 20 minutes, enlever le masque et recommencer le lendemain.

Après seulement quelques nuits, Paul a été capable d'utiliser son appareil toute la nuit. Mais, car il y a souvent un mais, un autre problème est survenu. Son nez et sa bouche étaient secs. Pourtant, il mettait bien de l'eau dans l'humidificateur de son appareil. Après consultation, on lui a suggéré d'augmenter le réglage du niveau d'humidité de son appareil afin de mieux humidifier l'air envoyé par l'appareil vers les poumons. Dès lors, tout fut pour le mieux.

Plus de 8 patients sur 10 s'adaptent bien et utilisent leur appareil de façon adéquate. Mais il arrive que certains patients doivent changer d'appareil : remplacer un appareil à pression fixe par un autre à pression automatique ou l'inverse.

Paul fut aussi étonné de voir que grâce à la petite carte mémoire de son appareil, son médecin et lui pouvaient suivre l'utilisation et l'efficacité de son traitement. Pour en tirer le maximum, on recommande de l'utiliser toutes les nuits pendant au moins six heures. Le minimum pour obtenir des effets bénéfiques est de 4 heures ou 50 % du temps de sommeil au moins 5 nuits sur 7. Bien que le traitement puisse paraître encombrant, l'adhésion à la PPC est supérieure à ce que l'on observe dans le traitement de l'asthme ou de l'hypertension, où plus de 50 % des patients cessent de prendre leur médicament après quelques mois.

Maintenir sa motivation

Après un mois, Paul était impressionné par les résultats, mais au bout de trois mois, il en était moins convaincu et avait l'impression que son appareil n'était plus aussi efficace. J'ai alors sorti la petite liste de symptômes qu'il voulait améliorer. Il lui a été plus facile de réaliser qu'il était plus performant au travail et moins fatigué. Qu'il ne ronflait plus et, surtout, qu'il n'avait plus d'endormissement au volant. En prime, tout le monde à la maison était content.

En analysant les données de la carte mémoire, j'ai observé qu'il dormait en moyenne six heures et demie par nuit comparativement à sept heures et demie ou huit heures au début du traitement. Il n'est pas rare qu'en début de traitement les patients dorment davantage. Dans les années précédant le diagnostic, ils dorment plus longtemps à cause de la fatigue qui résulte de la mauvaise qualité de leur sommeil. Une façon de compenser la qualité par la quantité. Une fois qu'ils sont traités, ils ont le meilleur des deux mondes, la qualité et la quantité. Et le naturel reprend le dessus. Souvenez-vous que nous dormons en moyenne une heure de moins par nuit que nos besoins réels. La recommandation a été simple : augmenter son temps de sommeil.

À FAIRE SI LES SYMPTÔMES REVIENNENT PENDANT LE TRAITEMENT

S'assurer d'utiliser l'appareil adéquatement et pendant un nombre d'heures suffisant.

Vérifier la présence de fuites.

Utiliser les données de la carte mémoire pour vérifier que la pression est suffisante pour diminuer l'IAH sous 10/h.

Vérifier s'il y a gain de poids important (de 10 % ou plus) ou retour du ronflement. Sur les recommandations du médecin, il peut alors être opportun de refaire un examen de sommeil et d'augmenter la pression de l'appareil en attendant.

Évaluer si le retour de la somnolence peut être attribué à un effet secondaire d'un nouveau médicament ou simplement à un nombre insuffisant d'heures de sommeil.

Luc maintient sa motivation, car sa pression artérielle est à présent contrôlée et son taux de sucre dans le sang n'a jamais été aussi bon. De plus, il prend moins de médicaments. Diane ne s'endort plus au volant et elle se sent en sécurité. Par ailleurs, elle a eu une promotion au travail. Promotion qu'elle attribue directement à son traitement.

Le traitement de l'apnée du sommeil est très valorisant pour le médecin. Il n'y a pas de plus grande satisfaction que d'entendre « vous avez changé ma vie », « vous êtes mon sauveur ». Cependant, les résultats sont parfois plus modestes. En effet, malgré la PPC, près de 2 patients sur 10 présentent des symptômes persistants comme de la somnolence, des problèmes de concentration et de mémoire. Pour ces patients, nous utilisons à l'occasion un stimulant comme le Ritalin (méthylphénidate) ou l'Alertec (modafinil). Ces médicaments diminuent la somnolence et augmentent l'attention. Mais ils ne sont pas sans effets secondaires. Les plus fréquents sont les maux de tête, les palpitations et l'anxiété. Ils peuvent aussi augmenter la tension artérielle. L'Alertec est généralement mieux toléré.

C'EST MIEUX, MAIS PAS PARFAIT, OU QUAND CERTAINS SYMPTÔMES PERSISTENT

Le diagnostic de l'apnée du sommeil est souvent tardif. Pendant des années, le cerveau est soumis aux chutes répétées du taux d'oxygène, ce qui entraîne des problèmes de concentration, des pertes de mémoire et des difficultés à exécuter certaines tâches. Plus les chutes d'oxygène sont importantes, plus ces problèmes sont grands. Ils deviennent parfois permanents. Les personnes atteintes d'apnée du sommeil présentent d'ailleurs plus fréquemment des problèmes cognitifs et de la démence. Les études chez l'animal montrent que ces chutes du taux d'oxygène pendant le sommeil causent des lésions cérébrales qui peuvent être irréversibles[75]. Les effets sont encore pires si la nourriture consommée pendant cette période est riche en gras et en sucre, bref, si c'est de la malbouffe.

Lors d'une conférence sur le sujet, la D[re] Sigrid Veasey de l'Université de Pennsylvanie à Philadelphie nous a fait part d'une trouvaille stupéfiante. Pendant une pénurie de nourriture pour animaux, son laboratoire a dû changer de fournisseur. La nourriture du nouveau fournisseur était de qualité supérieure et beaucoup plus coûteuse. Or, les rats qui ont mangé cette nourriture de qualité pendant la durée de la recherche avaient beaucoup moins de lésions cérébrales causées par les chutes du taux d'oxygène que les rats qui avaient mangé de la malbouffe. La D[re] Veasey explique ce résultat par les effets protecteurs de la bonne nourriture qui est plus riche en antioxydants.

Conseils

- Faites une liste des symptômes que vous voulez améliorer avec le traitement par PPC et révisez-la lorsque vous doutez de son efficacité.
- Pour chaque obstacle il y a une solution, n'ayez pas peur d'en parler à votre médecin ou à votre inhalothérapeute.
- Si les symptômes persistent, d'autres traitements peuvent vous aider.

L'orthèse d'avancement mandibulaire

C'est l'option que nous avons choisie pour Diane. Elle était la candidate idéale. Son apnée n'était pas sévère (son IAH était inférieur à 30), même si sa fatigue et sa somnolence l'étaient, et elle n'avait pas d'excès de poids. Toutefois, elle présentait une petite mâchoire basculée vers l'arrière, une particularité anatomique appelée *rétrognathie*, qui pousse la langue vers l'arrière. De plus, comme elle s'était cassé le nez dans son accident, elle ne pouvait pas utiliser la PPC. Nous employons des orthèses d'avancement mandibulaire (OAM) depuis environ 10 ans. Il s'agit d'un appareil dentaire fait sur mesure par un dentiste ou un orthodontiste spécialisé en soins du sommeil. L'orthèse s'installe sur les dents du haut et du bas et, par un mécanisme de traction, elle fait avancer la mâchoire inférieure et élargir l'ouverture du pharynx. Elle entraîne une amélioration chez plus de 50 % des patients qui la portent[76]. Son ajustement doit être progressif pour éviter l'apparition de douleurs à la mâchoire ou aux dents, particulièrement à l'articulation temporo-mandibulaire, entre le crâne et la mâchoire. L'OAM cause parfois le déplacement de dents chez certains patients. Environ un patient sur quatre devra cesser son utilisation régulière à cause de ces problèmes. Lorsque le nez de Diane sera guéri, nous envisageons de faire aussi l'essai de la PPC. Elle pourra ainsi alterner entre la PPC et l'OAM si nécessaire. Cette alternative profite à de nombreux patients qui utilisent l'OAM en voyage et la PPC à la maison.

LE RONFLEMENT

Le ronflement touche près de 50 % des gens à partir de 50 ans, mais il peut tout aussi bien être présent chez l'enfant. Il est provoqué par la vibration des tissus mous de la gorge lors de l'inspiration. Il peut être très bruyant, atteignant en moyenne de 45 à 60 décibels et souvent plus de 85 décibels, soit le niveau maximal toléré dans un milieu de travail pour une journée de 8 heures. En plus de déranger l'entourage, il peut même le rendre sourd. On rapporte des cas de compensation financière lors de divorce pour diminution de l'audition causée par le ronflement du conjoint.

Tout ce qui contribue à **diminuer l'ouverture de la gorge ou du pharynx** (excès de poids, amygdales, petit menton basculé vers l'arrière, luette ou langue proéminentes, position dorsale) ou le **tonus des muscles de la langue et de du pharynx** (alcool, manque de sommeil, fatigue, somnifères, tabac) favorise l'apparition et l'intensité du ronflement. La congestion nasale peut également jouer un rôle important, car lorsque le nez est congestionné, il faut inspirer avec plus de force. Cela favorise l'affaissement du pharynx et l'apparition du ronflement. Ces facteurs augmentent également l'apnée du sommeil, mais alors qu'il est vrai que presque tous les apnéiques ronflent, c'est seulement environ 25 % des ronfleurs qui font de l'apnée du sommeil.

La **correction du ronflement** passe donc par une série de mesures qui, lorsqu'elles sont ajoutées les unes aux autres, peuvent faire une bonne différence. Ainsi, la perte de poids, même légère, aide beaucoup. On peut éviter de dormir sur le dos avec une ceinture positionnelle comme le modèle REM-A-TEE. Du côté des habitudes de vie, l'arrêt de la consommation du tabac et des somnifères, la diminution de la consommation d'alcool et de bonnes heures de sommeil contribuent à réduire le problème. On peut traiter la congestion nasale avec une solution d'eau salée. S'il s'agit d'allergies, avec un inhalateur nasal anti-inflammatoire contenant de la cortisone, et s'il y a une déviation de la cloison nasale, avec l'aide d'une bande collante «Breathe Right». La chirurgie du voile ou des amygdales est parfois de mise. Lorsque la personne n'est pas obèse, une orthèse d'avancement mandibulaire peut être fort utile et facilement transportable.

Finalement, il y a toujours les bouchons… Le ronflement peut nuire considérablement au sommeil du partenaire et être une cause d'insomnie chez lui, mais il ne faut pas oublier qu'il est parfois la pointe de l'iceberg. La seule partie visible de l'apnée du sommeil. Une étude écossaise démontre en effet que les conducteurs d'autobus qui ronflent triplent leur risque de présenter de la somnolence les mettant à risque d'avoir un accident.

Bistouri, laser et compagnie

La chirurgie offre de nombreuses possibilités. Pourtant, à ce jour, peu se sont avérées efficaces. Il est clair cependant que l'ablation de grosses amygdales peut guérir l'apnée, particulièrement chez l'enfant. Les nombreuses chirurgies du voile du palais et de la luette, que ce soit par laser ou par bistouri, donnent malheureusement des résultats décevants et, en général, on ne les recommande pas pour le traitement de l'apnée du sommeil[77]. Toutefois, chez certains patients qui ne tolèrent pas la PPC, la chirurgie du voile peut être envisagée. Il est important de savoir que moins de 4 patients sur 10 y trouveront une amélioration et qu'elle est contre-indiquée pour les patients obèses et ceux dont l'IAH dépasse 30. De plus, 10 % des patients verront leur apnée aggravée, car la cicatrisation du voile peut avoir pour effet de diminuer l'ouverture du pharynx. L'amputation du voile, en plus de risquer de provoquer le reflux de nourriture par le nez, peut aussi entraîner la sortie de l'air de la PPC par la bouche et nuire à son utilisation.

La chirurgie nasale est souvent indiquée chez les patients qui présentent de la congestion chronique. Elle permet d'améliorer le passage de l'air dans les narines et, même si elle ne guérit que rarement l'apnée du sommeil, elle peut l'améliorer et facilite l'utilisation de la PPC.

La chirurgie d'avancement de la mâchoire est la plus efficace. Plus de 6 patients sur 10 qui la subissent verront leur apnée améliorée ou guérie. Avant l'opération, il faut se prêter à un traitement d'orthodontie pendant 18 mois. Ensuite, la chirurgie consiste à fracturer la mâchoire inférieure (et souvent la mâchoire supérieure aussi), afin de l'avancer. Il s'agit d'une intervention rare à laquelle je n'ai recours qu'une ou deux fois par an.

La chirurgie bariatrique

Je dois vous parler d'Amanda. Amanda est une miraculée de la médecine. Son poids est aujourd'hui de 70 kg, elle dort bien et elle est en pleine forme. Elle ne prend plus aucun médicament et n'a plus besoin d'appareil respiratoire. Quand je l'ai connue il y a 8 ans, son poids était de 170 kg, elle dormait partout et souffrait d'apnée du sommeil et de diabète. Son poids l'étouffait, elle n'arrivait plus à respirer et souffrait d'hypoventilation, c'est-à-dire que du gaz carbonique s'accumulait dans son sang. Le premier miracle a été dû à la PPC et à l'oxygène. À cause de l'hypoventilation, il a fallu ajouter de l'oxygène à son traitement par PPC. Après trois mois, sa respiration et sa santé s'étaient beaucoup améliorées. Elle a pu cesser l'oxygène le jour. Le traitement a également permis de maîtriser son diabète, ce qui n'était pas arrivé depuis des années malgré un traitement maximal avec de l'insuline.

Forte de cette énergie nouvelle, Amanda s'est attaquée à son obésité et a consulté en chirurgie. Il existe plusieurs types de chirurgie de l'obésité, ou bariatrique, de la pose d'un anneau qui rétrécit l'estomac à la chirurgie complète, appelée aussi *dérivation biliopancréatique*. Cette dernière consiste en l'ablation d'une partie de l'estomac suivie de son branchement plus loin dans l'intestin. Comme le volume de leur estomac est plus petit, ces patients se sentent pleins plus vite, ce qui diminue leur appétit. Le branchement (anastomose) de l'estomac plus loin dans l'intestin diminue quant à lui la quantité de nourriture qui est absorbée par l'organisme.

Amanda a subi la chirurgie complète, la dérivation biliopancréatique. En deux ans, elle a perdu 100 kg et a guéri son apnée du sommeil et son diabète. Après cette chirurgie, plus de 6 personnes sur 10 retrouvent un poids santé et plus de 8 sur 10 se débarrassent de l'apnée du sommeil[78]. Pourquoi ne pas l'offrir à tous les patients ? Encore plus que les autres traitements, la chirurgie bariatrique oblige le patient à apporter de profondes modifications à sa façon de manger et à ses habitudes de vie. Il doit être prêt à supporter les inconvénients de la chirurgie. La diarrhée, les petits repas et les complications postopératoires... Pas toujours facile ! De toutes les chirurgies, c'est cependant la plus efficace pour guérir l'apnée du sommeil lorsque le patient est obèse. En fait, c'est la perte de poids qui est efficace, donc si elle peut être atteinte sans chirurgie, c'est encore mieux car on a vu des patients reprendre le poids perdu ou ne pas en perdre faute d'avoir fait les modifications nutritionnelles indispensables au succès de la chirurgie.

CHRONIQUE D'UN ACCIDENT ANNONCÉ : L'APNÉE DU SOMMEIL ET L'ANESTHÉSIE

Josée a 53 ans, elle est en bonne santé, mais présente un excès de poids d'environ 50 kg. En octobre 2007, elle est tombée et s'est fracturé la rotule. Pour corriger sa fracture, on l'a opérée d'urgence. Dix-huit heures après la chirurgie, l'infirmière l'a retrouvée en arrêt respiratoire dans sa chambre. Selon l'infirmière, Josée avait très peu dormi depuis sa fracture et elle avait reçu une petite dose de morphine, un antidouleur puissant, une heure avant l'arrêt respiratoire. Heureusement, Josée a pu être réanimée et transférée aux soins intensifs. Le questionnaire a révélé la présence de ronflement et de somnolence depuis quelques années. Une étude de sommeil a permis de diagnostiquer une apnée obstructive du sommeil sévère. Un traitement par PPC a été commencé aux soins intensifs et le reste de l'hospitalisation s'est déroulé sans problème.

Les patients avec apnée obstructive du sommeil sont à risque d'accident anesthésique. Pour vous endormir, l'anesthésiste doit placer un tube dans votre bouche jusqu'à vos poumons. Ce tube permet de faire entrer l'air dans vos poumons pendant l'anesthésie. L'installation de ce tube est souvent plus compliquée chez les patients obèses ou atteints d'apnée du sommeil, car l'ouverture de leur pharynx est plus petite. De plus, comme nous l'avons vu, tout ce qui relaxe les muscles favorise l'obstruction du pharynx. Les médicaments utilisés pour l'anesthésie et les antidouleurs comme la morphine peuvent ainsi aggraver les apnées du sommeil.

Dans le cas de Josée, son important manque de sommeil la rendait encore plus sensible aux effets néfastes de ces médicaments. Ce type d'accident n'est pas fréquent et c'est souvent une série de circonstances qui mènent à la catastrophe. Nous recommandons à tous nos patients avec de l'apnée obstructive du sommeil d'apporter leur PPC à l'hôpital s'ils doivent être hospitalisés, et à plus forte raison s'ils doivent recevoir de la morphine ou un équivalent, ou encore être anesthésiés. Il est également de plus en plus fréquent de commencer la PPC à la salle de réveil pour les patients chez qui l'on suspecte l'apnée du sommeil. L'utilisation de la PPC semble très efficace pour prévenir ces complications.

Points clés

- L'orthèse d'avancement mandibulaire est une option de traitement intéressante pour les patients non obèses dont l'apnée n'est pas sévère.
- La chirurgie du voile du palais est décevante, l'amygdalectomie est souvent curative chez l'enfant, comme la chirurgie bariatrique chez l'obèse.
- Apportez toujours votre appareil à PPC si vous devez être hospitalisé ou anesthésié.

L'apnée centrale du sommeil

Cette forme d'apnée du sommeil est moins fréquente que l'apnée obstructive et se distingue par le fait que c'est le cerveau qui n'envoie plus la commande de respirer. L'apnée centrale du sommeil est parfois causée par l'altitude (voir le chapitre sur la montagne), mais le plus souvent elle est une conséquence de l'insuffisance cardiaque, des accidents vasculaires cérébraux (AVC) ou de la prise de narcotiques comme la morphine ou les timbres de fentanyl. L'arrêt de la respiration résulte souvent du fait que le taux de gaz carbonique dans le sang est trop bas.

Voici ce qui se produit dans les cas d'insuffisance cardiaque. La personne qui en est atteinte tend à respirer plus, à s'hyperventiler par périodes, ce qui fait chuter le niveau de gaz carbonique dans son sang et entraîne l'arrêt de la respiration. La respiration est alors périodique, ponctuée d'augmentations et d'arrêts, on l'appelle *respiration de Cheyne-Stokes*, du nom des médecins qui l'ont décrite. Dans le cas des AVC ou de la morphine, ce sont plutôt les centres de commande dans le cerveau qui sont affectés ou inhibés. Les apnées sont plus fréquentes et l'on ne retrouve pas la périodicité du Cheyne-Stokes. Les conséquences sont cependant les mêmes : la respiration s'arrête, l'oxygène chute et le sommeil est fragmenté.

L'apnée centrale est particulièrement problématique lorsqu'elle survient pendant le traitement par pression positive continue dans un contexte d'apnée obstructive du sommeil. Cette forme d'apnée complexe est associée à la persistance de symptômes malgré la PPC et à une diminution de l'utilisation de l'appareil. Sa cause reste nébuleuse, mais les patients les plus à risques sont ceux qui ont un sommeil fragmenté et chez qui les apnées sont plus fréquentes pendant le sommeil lent au lieu du sommeil paradoxal. De façon surprenante, les patients avec de l'apnée centrale tendent à être moins somnolents que ceux qui présentent de l'apnée obstructive, peut-être parce que les apnées centrales engendrent des chutes moins sévères de l'oxygène.

L'appareil utilisé pour traiter l'apnée centrale du sommeil est le BPAP. Nous avons expliqué son mode de fonctionnement précédemment. En deux mots, cet appareil insuffle de l'air automatiquement si le patient ne respire pas. Certains appareils intelligents dotés de la servo-ventilation pourront même ajuster la pression et la fréquence respiratoire en fonction des besoins du patient. Leur emploi est limité notamment en raison de leur prix de 3000 à 8000 $ selon le modèle et l'efficacité. Une importante étude à laquelle le CHUM participe est actuellement en cours pour évaluer l'efficacité de ce traitement dans les cas d'insuffisance cardiaque.

L'insomnie

Je suis debout encore il est passé minuit… Voici l'heure
où l'espace soudain se refroidit… Animal à l'écoute du
frisson de la nuit… Je suis éveillé encore, éternelle
insomnie. Fatigué dans le corps, éveillé dans l'esprit.

Michel Rivard, *Blanche*

Ce court extrait de chanson fait merveilleusement référence
à la chute de notre température corporelle annonciatrice du
sommeil et à la condition d'hyperéveil propre à l'insomnie.

J'aimerais maintenant vous parler de Sylvie. Sylvie a
30 ans et est agente de bord. Elle s'est présentée à la clinique
parce qu'elle n'arrivait plus à trouver le sommeil. Cela durait
depuis des mois et prenait des proportions catastrophiques.
Le tout avait débuté à la suite de l'achat d'une maison, de
difficultés interpersonnelles et d'un changement d'horaire
de travail. Elle avait l'impression que tout s'écroulait, que
sa vie se désintégrait et que son sommeil en était la cause.
Cependant, objectivement, elle n'était en situation d'échec
dans aucun domaine. Son nouvel horaire de travail était
variable et ponctué de fréquents décalages horaires entre
le Canada et la France. Une fois au lit, elle avait tendance
à y rester jusqu'à ce que le sommeil arrive. En attendant de
s'endormir, elle se mettait à broyer du noir, à ruminer.
Curieusement, elle avait beaucoup moins de problèmes
de sommeil lorsqu'elle revenait de France, mais cela ne
durait pas.

Sylvie était convaincue de passer des nuits complètes à
ne pas dormir. Même lorsqu'elle est venue au laboratoire

du sommeil, elle était certaine de n'avoir pratiquement pas fermé l'œil de la nuit. Pourtant, l'activité électrique de son cerveau nous a montré qu'elle avait dormi la moitié du temps, plus de quatre heures. Sylvie n'a pas une bonne perception de son sommeil et c'est là un des problèmes de l'insomnie. Un peu comme la personne anorexique qui se trouve grosse malgré le poids affiché sur la balance et son image dans le miroir, l'insomniaque a souvent tendance à sous-estimer son temps de sommeil, ce qui l'amène à surestimer les conséquences que ses mauvaises nuits auront sur sa vie. Cela encourage le cercle vicieux de l'anxiété et de l'anticipation.

Il existe plusieurs formes d'insomnie. Certains insomniaques ont du mal à s'endormir en début de nuit, d'autres se réveillent fréquemment et retrouvent difficilement le sommeil, alors que parfois ce sont les réveils tôt le matin qui dérangent. On parle ainsi d'insomnie initiale, de maintien ou terminale. Une même personne peut présenter plusieurs formes d'insomnie et celle-ci peut aussi changer au fil du temps. Pour surmonter l'insomnie, il est primordial de travailler sur les fausses croyances et les mauvaises attitudes. Il est aussi important de bien comprendre comment l'insomnie s'est installée et se maintient. J'ai expliqué à Sylvie le modèle des PPP. Ce modèle n'est pas celui du partenariat public-privé, mais une façon de classer les facteurs qui causent l'insomnie[79]. Selon ce modèle, l'insomnie psychophysiologique ou primaire, la plus fréquente, est causée par une série de facteurs qui **prédisposent** à l'insomnie, la **précipitent** et la **perpétuent**, peu importe son type. Au moment où la personne consulte, les facteurs qui ont précipité l'insomnie ont souvent disparu et ce sont les mauvaises attitudes et habitudes que la personne a acquises qui perpétuent l'insomnie. Les mêmes mauvaises attitudes et habitudes peuvent également prédisposer à l'insomnie. Le tableau suivant résume les facteurs les plus courants comme PPP.

L'INSOMNIE SELON LE MODÈLE DES PPP DE SPIELMAN, QUELQUES EXEMPLES		
Prédispose	Précipite	Perpétue (maintient)
Femme	Événements, stress	Mauvaises habitudes
Histoire familiale	Enfants	Attitudes (effort exagéré)
Personnalité anxieuse	Ménopause	Croyances erronées
Ruminations	Douleurs	Conditionnement
Hyperéveil (cortisol et température corporelle élevés)	Environnement bruyant (ronflement, voisins)	Médicaments (certains antidépresseurs)

> *L'insomnie, c'est ce dont souffre un individu qui reste toute la nuit éveillé pendant une heure.*
>
> Anonyme

Il existe une importante interrelation entre nos émotions, nos sensations et notre physiologie. Nous avons souvent tendance à mettre l'accent sur l'impact que les expériences négatives de la vie ont sur nous et nous oublions que la relaxation, la respiration abdominale ou l'imagerie mentale peuvent agir de façon positive sur notre pensée et notre corps. C'est le propos de la thérapie cognitive et comportementale (TCC) : nous aider à changer nos comportements et l'idée que l'on se fait des choses. La TCC est une technique très efficace pour traiter l'insomnie, la fatigue et la douleur chronique.

La thérapie cognitive et comportementale (TCC)

Cette approche est sans conteste celle qui a été la plus étudiée et qui est la plus efficace pour le traitement de l'insomnie. Lorsque la thérapie cognitive et comportementale est associée à un médicament pendant les 6 premières semaines, près de 68 % des patients ne souffrent plus d'insomnie après 6 mois[80]. Charles Morin, psychologue à l'Université Laval et chercheur de renommée mondiale en matière d'insomnie, en fait une très bonne description dans son livre *Vaincre les ennemis du sommeil*[49]. Cette thérapie est employée le plus souvent sous la supervision d'un psychologue, mais ses grands principes peuvent être appliqués sous forme d'autothérapie[50]. C'est cette approche que nous avons choisie pour Sylvie, notre agente de bord. L'autothérapie convenait particulièrement à son horaire irrégulier et à ses déplacements fréquents.

La TCC agit sur trois fronts pour combattre l'insomnie. On vise d'abord l'**éducation thérapeutique**, soit renseigner la personne sur le sommeil, ce qui va l'aider à comprendre le pourquoi des conseils et ainsi à améliorer sa motivation. Du point de vue du **comportement**, l'objectif est de régulariser l'horaire du lever et d'éviter que la personne passe trop de temps au lit sans dormir (restriction du sommeil ou du temps passé au lit). Une bonne hygiène du sommeil aide à corriger les mauvaises associations (lit = réveil) et à développer un bon conditionnement entre le sommeil et la routine du coucher. L'activité physique le jour et l'intégration de la relaxation à la routine de sommeil aident à diminuer l'activité du système nerveux sympathique, qui prépare le corps à l'action, au combat, et diminuent l'hyperéveil physiologique. Enfin, l'**aspect cognitif** vise certains apprentissages, comme améliorer sa capacité d'adaptation au stress et aux imprévus de la vie et rectifier les croyances et attitudes erronées.

Les principes de la bonne hygiène du sommeil et de la relaxation ont été décrits précédemment dans le chapitre sur les habitudes et les attitudes pour un bon sommeil et ce sont les mêmes qui s'appliquent, peu importe le type, la sévérité et la durée de l'insomnie ou des difficultés de sommeil. Certains aspects de la TCC sont cependant plus spécifiques aux patients insomniaques, les voici.

Restriction du sommeil
ou du temps passé au lit

Il s'agit d'une de mes techniques favorites et elle est des plus efficaces. Imaginez la scène : vous venez me consulter parce que vous avez de la difficulté à vous endormir et que vous estimez ne dormir que cinq heures par nuit. Je vous demande alors de choisir l'heure à laquelle vous désirez vous réveiller tous les jours, même la fin de semaine. Vous me répondez 7 heures. Je vous demande alors de ne pas vous coucher avant 2 heures du matin. Quelle est votre réaction ? La plupart de mes patients me disent : «Je ne serai jamais capable de rester éveillé jusqu'à 2 heures du matin.» Je leur réponds : «N'êtes-vous pas insomniaque ?»

La restriction du sommeil[49], en plus de provoquer une véritable dette en sommeil, change l'objectif de dormir pour celui de rester éveillé. Le manque de sommeil entraîne la somnolence et aide la personne à reconnaître les signes du sommeil. Cette technique favorise aussi l'installation d'un conditionnement positif entre la routine associée au coucher et l'apparition du sommeil. Une fois ce conditionnement bien établi, l'objectif est de dormir l'essentiel du temps passé au lit. Vous pouvez ensuite allonger progressivement votre temps de sommeil en devançant petit à petit votre heure de coucher d'une quinzaine de minutes. Comme on l'a vu dans la section sur le décalage horaire, il est plus difficile de se coucher plus tôt que plus tard. Il faut donc être patient et devancer très progressivement l'heure du coucher pour ne pas provoquer un décalage horaire trop brusque.

En résumé, au début du processus, vous devez décider de l'heure du lever et limiter votre nuit au nombre d'heures que vous croyez dormir chaque nuit. Donc, une nuit de cinq heures si vous croyez dormir environ cinq heures par nuit. Ne diminuez pas en bas de cinq heures cependant. Au fur et à mesure que les jours passeront, vous arriverez à dormir au moins 80 % du temps que vous passez au lit, c'est-à-dire au moins 4 heures si vous passez 5 heures au lit. Lorsque votre efficacité du sommeil est de 85 %, vous pouvez alors vous coucher de 15 à 20 minutes plus tôt et ainsi de suite jusqu'au temps optimal de sommeil. Lorsqu'il y a rechute et réapparition de l'insomnie, la restriction de sommeil est très efficace pour reprendre la situation en main. Vous pouvez vous aider de l'agenda de sommeil à la fin de ce chapitre pour mieux suivre vos progrès.

Croyances et attitudes

*Vos croyances deviennent vos pensées,
vos pensées deviennent vos mots,
vos mots deviennent vos actions,
vos actions deviennent vos habitudes,
vos habitudes deviennent vos valeurs,
vos valeurs deviennent votre destinée.*
Mahatma Gandhi

Le travail sur les croyances et les attitudes est particulièrement important pour diminuer l'hyperactivité mentale (hyperéveil) associée au moment de se coucher. Combinée à une bonne **habitude**, la relaxation par exemple, à une bonne **attitude**, comme avoir des objectifs réalistes, cela peut faire toute la différence. Certains en viennent à redouter le moment de dormir à cause de l'anxiété qu'il provoque. Anxiété souvent engendrée par l'impossibilité de s'endormir et par des croyances erronées envers le sommeil.

Il est difficile de déterminer seul si vos croyances sont justes ou non. C'est pourquoi il est nécessaire d'abord de vous interroger sur la signification que l'insomnie a pour vous et sur les sentiments, les émotions qu'elle engendre. Avez-vous peur d'avoir le cancer, de perdre votre emploi ou d'être incapable de fonctionner sans une nuit complète ? Vous sentez-vous impuissant, frustré, découragé ? Une fois que vous aurez fait cet examen, vous pourrez discuter de vos croyances avec votre médecin ou votre psychologue et, avec leur aide, les remplacer par des pensées plus réalistes et positives.

De bonnes attitudes auront aussi pour but de calmer le petit hamster qui tourne dans votre tête et de le conditionner lui aussi à dormir. Les études d'imagerie cérébrale par résonnance magnétique ou par émission de positrons montrent bien que les insomniaques ont de la difficulté à mettre à l'arrêt l'interrupteur de la pensée. Pour s'assurer que la transition entre la veille et le sommeil se fasse correctement, il faut donc préparer son cerveau comme on le fait pour son corps. Avoir une bonne hygiène mentale. Prendre le temps de décompresser. Faire le point pendant la soirée sur la journée qui vient de se terminer et sur celle du lendemain, et non pas au moment de vous mettre au lit. Si vous êtes assailli par vos pensées, vous pouvez tenter de les bloquer en répétant le mot «le» dans votre tête toutes les deux secondes pendant cinq minutes[50]. Une petite information comme celle-là peut empêcher les autres d'entrer. On tire alors profit du phénomène qui fait qu'on est incapable de prêter attention à une personne qui nous parle lorsqu'on essaie de retenir un numéro de téléphone.

L'insomnie est mauvaise conseillère; surtout, elle exagère les images. Elle transforme facilement l'inquiétude en effroi, l'effroi en épouvante.
Yves Thériault, *Le Grand Roman d'un petit homme*

L'imagerie mentale peut aussi être très utile si elle est pratiquée régulièrement, que le scénario est de qualité et d'une durée d'environ 10 minutes (technique décrite précédemment). Finalement, il faut garder des attentes réalistes, comprendre les causes de notre insomnie, être attentif aux signes du sommeil plutôt que de s'efforcer de le commander, ne pas paniquer devant une mauvaise nuit et ne pas considérer l'insomnie comme la cause de tous nos malheurs. En mettant l'accent sur ce qui ne dépend que de nous, comme notre routine de sommeil, on s'assure que notre attitude sera la bonne.

On peut échelonner la TCC sur six semaines[50]. Pour bien circonscrire son problème de sommeil, Sylvie a rempli un agenda de sommeil comme celui proposé un peu plus loin. Chaque jour, elle y a consigné l'heure du coucher, l'heure du lever, le temps estimé pour s'endormir, la durée de son sommeil, la qualité globale de sa nuit et de sa journée ainsi que ses pensées, croyances et sentiments en lien avec son sommeil. Elle a par la suite comparé son agenda avec les documents que nous lui avions donnés sur le sommeil.

Elle a choisi une technique de relaxation et quelques changements réalistes qu'elle pourrait apporter à ses habitudes de sommeil au cours des semaines suivantes tout en travaillant sur ses attitudes. Elle a notamment réalisé que les conséquences de ses mauvaises nuits n'étaient pas si catastrophiques et qu'elle arrivait assez bien à surmonter la fatigue d'une mauvaise nuit. Elle a compris qu'elle se sentait mieux en revenant de France parce que son rythme circadien l'aidait à se coucher tôt (lorsqu'il est 22 h à Montréal, il est 4 h du matin à Paris). Elle a réalisé que, contrairement à sa certitude de ne pas fermer l'œil de la nuit, elle réussissait à dormir pendant plusieurs heures. Elle a pris conscience qu'elle devait limiter son temps au lit et se lever après 20 minutes si le sommeil n'était pas au rendez-vous. La respiration abdominale l'a aidée considérablement à gérer son stress et son anxiété.

Progressivement, elle a senti qu'elle maîtrisait de plus en plus la situation et qu'elle était moins vulnérable aux imprévus. Sylvie n'est pas devenue une bonne dormeuse, mais elle est suffisamment heureuse et satisfaite des progrès de son sommeil et de sa qualité de vie pour continuer ainsi.

Que penser des somnifères ?

Denis est un ami. Il est âgé de 45 ans et travaille en administration. Il m'a contacté un samedi pour me confier qu'il prenait un médicament pour dormir depuis un mois et qu'il voulait avoir mon opinion pour la suite. Il m'a dit que ses difficultés avaient débuté deux mois plus tôt. Il pouvait très bien identifier que le stress associé à un changement de direction à son travail additionné à la perte d'emploi de sa conjointe était à l'origine de ses insomnies, mais pour la première fois de sa vie il ne parvenait pas à reprendre le dessus. Il arrivait épuisé à la maison pour retrouver sa conjointe déprimée et inquiète de l'avenir. Il tentait de la valoriser, de lui montrer que, financièrement, ils allaient s'en tirer, mais il n'osait pas lui faire part de ses difficultés pour ne pas l'inquiéter davantage. Plus la soirée avançait, plus la tension montait et la discussion se poursuivait dans le lit jusque tard dans la nuit.

Après deux semaines, la situation familiale s'était un peu replacée, mais dès qu'il était au lit, il sentait son cœur s'accélérer, il avait des palpitations et ses mains devenaient moites. Ses pensées étaient entièrement dirigées vers son travail et son nouveau patron. Pendant une de ces périodes d'éveil, sa conjointe lui a demandé ce qui n'allait pas. Ils ont discuté et convenu d'aller voir leur médecin de famille le lendemain. Ce dernier a prescrit à Denis un somnifère pour un mois et lui a dit de revenir si tout ne rentrait pas dans l'ordre.

Nous avons longuement parlé. Je l'ai d'abord rassuré et lui ai expliqué que la prise d'un somnifère est parfois tout aussi indiquée que celle d'un antibiotique lorsqu'il y a un contexte nouveau et identifiable comme le changement de patron. Dans son cas, le somnifère était efficace pour diminuer ses palpitations et la moiteur de ses mains, manifestations physiques de son anxiété, et pour favoriser l'endormissement.

Je lui ai aussi fait prendre conscience qu'il avait probablement développé un conditionnement négatif par rapport à son lit. Premièrement, il en a fait le lieu de la résolution de ses problèmes, tant pour les discussions avec sa conjointe que pour se préparer mentalement à sa journée du lendemain. Deuxièmement, en passant de longues heures éveillé dans le lit. L'insomnie est souvent associée à des difficultés transitoires d'adaptation. Le danger, c'est de développer de mauvaises habitudes qui vont entretenir le problème. Denis m'a également dit qu'il avait essayé d'arrêter de prendre son médicament, mais que ses palpitations et son insomnie étaient revenues aussitôt. Il ne voyait pas d'issue, mais ne voulait pas passer le reste de ses jours à prendre des médicaments, ce qui l'a motivé à m'appeler.

Son problème dépendait de plusieurs facteurs, la solution aussi. Premièrement, trouver une façon de gérer l'anxiété. Denis étant sportif, la technique de relaxation musculaire lui a particulièrement plu. Tellement qu'il s'est mis au yoga et y a ajouté la méditation et des exercices de respiration abdominale. Il maîtrise maintenant très bien les manifestations physiques de son anxiété. Il a incorporé la relaxation à sa routine de sommeil.

Ses problèmes d'insomnie causés par une difficulté d'adaptation soudaine étaient le reflet d'un malaise plus profond. Nous avons décidé qu'il irait consulter un de mes collègues qui est psychologue. À l'aide de la thérapie comportementale et cognitive, ce spécialiste va l'aider à régulariser son horaire éveil-sommeil, et à modifier ses croyances et ses attentes envers le sommeil.

Comme Denis veut également explorer les enjeux reliés à son travail et à son couple, il a choisi un programme individuel, mais il existe aussi des programmes de groupe. Lorsqu'on ne connaît pas de psychologue, la meilleure façon pour en trouver un est d'en parler à son médecin ou de consulter l'Ordre des psychologues du Québec (voir la liste des ressources à la fin de l'ouvrage). Restait à régler la question des somnifères. Denis était très préoccupé par le fait qu'il ne réussissait pas à cesser d'en prendre.

Contrairement aux idées reçues, la grande majorité des patients qui reçoivent une prescription de somnifères (plus de 7 sur 10) ne l'utiliseront que pour une courte période de moins de 2 semaines. Seulement 1 sur 10 en prendra pendant plus d'un an[81]. Des études ont même démontré qu'utiliser un somnifère en ajout à la TCC augmente le taux de rémission de l'insomnie[80]. En suivant uniquement la TCC, 56 % des patients ne souffrent plus d'insomnie après 6 mois. Si on ajoute un somnifère (Zolpidem) pendant 6 semaines, le taux de succès après 6 mois augmente à 68 %.

S'ils sont utilisés judicieusement et pour de courtes périodes, les somnifères peuvent diminuer les risques de développer de mauvaises habitudes de sommeil qui perpétuent l'insomnie (modèle des PPP). Cependant, ils ne sont pas sans effets secondaires et nuisent globalement deux fois plus qu'ils n'aident. Les effets secondaires les plus fréquents sont la fatigue, les étourdissements, les céphalées, les cauchemars, des nausées et, les plus graves, les chutes, les fractures et les accidents d'automobile. En médecine, on comptabilise l'utilité d'un médicament en évaluant le nombre de patients qu'il faut traiter pour observer une amélioration ou un effet secondaire. Chez les plus de 60 ans, les hypnotiques n'améliorent l'insomnie que pour 1 personne sur 13, alors qu'ils nuisent à 1 sur 6[82]. Un compte qui n'est pas très avantageux et qui nous amène à reconsidérer l'utilisation des somnifères chez les personnes âgées à risque de chute ou avec des troubles de la mémoire et du jugement.

J'entends souvent mes patients me dire qu'ils ont peur des somnifères. C'est vrai que les termes *tolérance*, *dépendance* et *sevrage* n'ont rien de rassurant. Chez Denis, cela provoquait beaucoup d'inquiétude.

De façon générale, notre corps a tendance à s'habituer aux somnifères, c'est-à-dire qu'au bout de quelques semaines le médicament ne fait plus effet et il faut augmenter la dose. C'est la tolérance, une réaction physique liée à la diminution du nombre ou de l'efficacité des récepteurs sensibles au médicament dans notre cerveau. La tolérance s'accompagne souvent, mais pas toujours, de dépendance. Quelle est la différence ? Si on est dépendant, on aura une réaction de sevrage à l'arrêt du médicament. Nos problèmes de sommeil seront souvent pires qu'avant la prise du médicament. C'est l'*insomnie de rebond*. Le sevrage provoque aussi de nouveaux symptômes comme le tremblement et les sueurs. Cette réaction de sevrage nous portera alors à reprendre le médicament, parfois à une dose encore plus forte. La dépendance est autant physique que psychologique. La reprise du médicament et son efficacité temporaire vont renforcer cette dépendance psychologique.

Pour diminuer les risques de tolérance et de dépendance, il est recommandé de limiter à deux semaines la prise quotidienne de somnifères. Je conseille le plus souvent à mes patients de ne les utiliser que quatre ou cinq nuits par semaine, du dimanche au jeudi s'ils travaillent du lundi au vendredi, tout en mettant en pratique la relaxation et une bonne hygiène du sommeil. Les difficultés d'endormissement sont souvent pires le dimanche, à cause de l'inquiétude de la semaine à venir. De plus, comme nous avons récupéré pendant la fin de semaine et diminué notre dette en sommeil, il est plus difficile de s'endormir. Le jeudi et le vendredi, c'est le contraire : nous sommes fatigués de la semaine et contents de voir venir la fin de semaine, ainsi nous avons moins de difficulté à nous endormir.

Dans le cas de Denis, il fallait également prévoir une façon d'arrêter de prendre son médicament tout en diminuant la réaction de sevrage et d'insomnie de rebond. La méthode est simple, mais exige de la patience. Je lui ai d'abord suggéré de parler de cette méthode à son médecin pour obtenir son accord. Il s'agit de couper la dose ou la pilule en deux, lorsque c'est possible, pendant une semaine. La deuxième semaine, on arrête d'en prendre le vendredi soir. La troisième semaine, on supprime la dose du jeudi aussi et ainsi de suite en enlevant un jour par semaine. Après huit semaines, on ne prend plus de médication.

Si la diminution de moitié est trop forte et donne lieu à des signes de sevrage, on peut y aller plus progressivement en diminuant du quart (25 %) la première semaine, puis de 50 % la deuxième semaine et poursuivre le plan d'arrêt. La planification de la réduction a également aidé Denis à cesser de compter sur cette béquille et à diminuer sa dépendance psychologique. Grâce à cette façon de faire couplée à la relaxation et aux modifications de la routine du sommeil, les chances de succès sont plus qu'excellentes.

Les nouvelles de Denis sont très bonnes, mais il ne soupçonnait pas la discipline nécessaire pour atteindre ses objectifs et maintenir les acquis. Les petites rechutes ne sont qu'autant d'occasions de se ressaisir et de reprendre les rênes de la situation.

UNE PILULE, UNE P'TITE GRANULE... LES SOMNIFÈRES EN BREF			
Classe	**Exemples**	**Ordonnance médicale**	**Commentaires**
Benzo-diazépines	Ativan (Lorazepam) Sérax (Oxazepam) Restoril (Temazepam) Valium (Diazepam) Rivotril (Clonazepam)	Oui, favoriser un horaire à quatre ou cinq nuits par semaine, du dimanche au jeudi.	Diminue l'anxiété et favorise le sommeil, mais la tolérance et la dépendance sont fréquentes et rapides.
Non-benzodia-zépines	Imovane (Zopiclone) Sublinox (Zolpidem) Sonata (Zaleplon)	Oui, mais le Sonata n'est pas disponible au Canada.	Moins d'effets secondaires, de tolérance et de dépendance, particulièrement pour le Zolpidem.

UNE PILULE, UNE P'TITE GRANULE... LES SOMNIFÈRES EN BREF (suite)			
Classe	Exemples	Ordonnance médicale	Commentaires
Antidépresseurs	Elavil (Amitriptyline) Desyrel (Trazodone) Remeron (Mirtazapine)	Oui, le plus souvent ils sont utilisés tous les soirs pour des périodes variables et souvent prolongées lorsque le sommeil est fragmenté.	À faible dose, ils favorisent l'endormissement et consolident le sommeil. Moins de tolérance et de dépendance qu'avec les benzodiazépines.
Antihistaminiques	Benadryl Atarax Sominex Sleep-Eze Nytol Gravol	Non, leur utilisation pour l'insomnie n'a jamais fait l'objet d'études et ces médicaments ne sont pas sans effets secondaires.	La léthargie qu'ils provoquent est souvent prolongée et augmente de plusieurs fois le risque d'accident de la route.

LES TRAITEMENTS ALTERNATIFS DE L'INSOMNIE		
Méthodes	Preuves scientifiques	Commentaires
Acupression	Oui	Deux études[85] démontrent une diminution de la durée et de la sévérité de l'insomnie et du temps d'endormissement.
Tai-chi	Oui	Diminue la sévérité de l'insomnie chez les personnes âgées.
Yoga	Oui	Améliore le temps d'endormissement et le sommeil en général, sensation de sommeil réparateur.

Méthodes	Preuves scientifiques	Commentaires
Exercice	Oui, particulièrement pour les personnes âgées. Il doit être fait au moins deux heures avant l'heure du coucher.	L'exercice diminue le stress et l'anxiété et favorise la production de sérotonine et de mélatonine, deux substances importantes pour le sommeil. Le Tai-chi serait supérieur à l'exercice selon une étude[85].
Mélatonine	Incertaines	Surtout efficace pour les personnes qui ont un retard de phase et ont besoin d'avancer leur horloge biologique. On recommande un produit synthétique à une dose de 0,3 à 1 mg.
L-tryptophane	Incertaines	Meilleur résultat lorsque l'insomnie est légère et qu'aucune autre maladie n'y est associée.
Acuponcture	Incertaines	Résultats variables et non reproductibles, recherche à poursuivre.
Produits naturels Valériane et autres tisanes	Non, efficacité incertaine et plutôt liée à la routine de sommeil et à la relaxation.	Ils peuvent augmenter le besoin d'uriner et fragmenter le sommeil. Important d'informer son médecin, car certains produits peuvent interférer avec des médicaments.
Alcool Vin Spiritueux Bière	L'alcool est non recommandé, mais il demeure utilisé par près de 20 % des gens qui ont des troubles du sommeil[83] et constitue 5 % des coûts socioéconomiques liés à l'insomnie[84].	L'alcool endort, mais le sommeil est léger, fragmenté et non réparateur[85].

Voir Sarris[85].

Être insomniaque et apnéique :
le pire des deux mondes

Certains patients sont affligés d'un double problème de sommeil. Ils souffrent à la fois d'apnée et d'insomnie. C'était le cas de Jean. Pour lui, les conséquences étaient multiples. Son sommeil était fragmenté de nombreux réveils provoqués par les arrêts respiratoires, et il ne se sentait pas reposé le matin. Ses mauvaises performances au travail compromettaient son emploi et il avait failli s'endormir au volant plusieurs fois.

Dès qu'il voulait se reposer, il se mettait à penser aux conséquences que son mauvais sommeil avait sur sa vie et était incapable de s'endormir ou de se rendormir. La découverte de l'apnée du sommeil a été un véritable soulagement. Il s'est dit : « Enfin, je vais pouvoir dormir ! » Cependant, il en a été tout autrement. L'appareil à pression positive continue a été une autre source de stress qui le stimulait et l'empêchait de dormir. C'est complètement déprimé qu'il est revenu à la clinique, ne voyant aucune solution à ses problèmes.

Jean n'est pas seul dans cette situation. Entre 39 et 55 % des patients souffrant d'apnée obstructive du sommeil présentent des symptômes d'insomnie et, inversement, environ 30 % des insomniaques présentent de l'apnée obstructive du sommeil[86].

Une étude très récente[87] nous apprend que ceux qui combinent apnée du sommeil et insomnie ont tendance à exagérer les conséquences d'une mauvaise nuit et n'ont pas un sentiment de maîtrise sur leur sommeil. Ils ont aussi de mauvaises attitudes et habitudes qui stimulent l'éveil lorsque vient l'heure de dormir (anticipation de la nuit à venir, absence de routine favorisant la relaxation) et ont des signes d'hyperéveil en soirée, tant psychologiques (ruminations, pensées récurrentes) que physiques (fréquence cardiaque et température corporelle élevées). Des caractéristiques tout à fait similaires à celles des patients présentant uniquement de l'insomnie.

Lorsque l'insomnie et l'apnée sont associées, il faut adapter le traitement, car ni la pression positive continue ni la thérapie cognitive et comportementale n'arrivent à corriger seules les symptômes[86]. De plus, l'insomnie est certainement un facteur sous-estimé de non-utilisation de la pression positive continue.

Nous avons donc traité Jean de façon simultanée pour ses deux problèmes d'insomnie et d'apnée. Tout d'abord, nous l'avons renseigné sur la bonne hygiène du sommeil et les bonnes attitudes à adopter. Pour qu'il développe un conditionnement positif envers sa PPC, nous lui avons suggéré une méthode de désensibilisation. Cette technique est décrite en détail dans le chapitre sur l'apnée du sommeil et le ronflement.

La combinaison de la thérapie cognitive et comportementale, de la pression positive continue et même parfois d'un somnifère pendant une courte période constitue une approche très prometteuse chez les patients présentant de l'apnée et de l'insomnie. Dans une étude pilote[88], les patients bénéficiant de cette approche combinée ont été traités beaucoup plus efficacement. Ils ont notamment acheté et utilisé régulièrement leur PPC dans des proportions trois fois supérieures aux patients chez qui l'ajustement de la PPC s'est fait de façon traditionnelle, sans être adapté à leur insomnie. Cela met en lumière l'importance d'adapter nos traitements et de ne pas se décourager, car des solutions existent.

Conseils

- Choisissez une méthode de relaxation qui vous convient.
- Adoptez une bonne pratique du sommeil, impliquez votre entourage.
- Si les somnifères sont nécessaires, limitez leur utilisation à quatre nuits par semaine après en avoir discuté avec votre médecin.

AGENDA DE SOMMEIL

Date	Heure du coucher	Heure du lever	Latence au sommeil	Temps d'éveil pendant la nuit	Temps total sommeil	Qualité Nuit 0 à 5	Qualité Journée 0 à 5	Pensées relatives à la nuit ou à la journée
1/1	22 h	7 h	30 min	30 min	8 h	3	4	Un peu frustré du réveil à 3 h, mais la relaxation m'a aidé à me rendormir et j'ai finalement passé une bonne journée.

Latence au sommeil : Temps estimé pour vous endormir

Temps d'éveil pendant la nuit : Temps estimé d'éveil pendant la nuit après l'endormissement initial

Temps total de sommeil : Temps passé au lit (du coucher au lever) moins latence au sommeil moins temps d'éveil pendant la nuit

Efficacité du sommeil : Le temps passé au lit (9 h) moins le temps estimé d'éveil (1 h) divisé par le temps au lit (9 h) multiplié par 100 correspond à l'efficacité du sommeil, dans cet exemple 8/9 X 100 = 88 %.

Qualité de la nuit et de la journée : 0 = nulle, 1 = pauvre, 2 = passable, 3 = moyenne, 4 = bonne, 5 = excellente

Mille et une nuits,
mille et une autres maladies

*« Nécessaire au repos du corps et de l'esprit,
besoin incompressible de tout temps, en tous lieux,
le sommeil dans nos vies prend une large place.
Mais si un simple arrêt de l'effort corporel suffit
pour effacer la fatigue physique, le repos de l'esprit
postule un bon sommeil et c'est là un remède à nul
autre pareil[89]. »*

Schéhérazade, fille de la lune, ayant étudié la philosophie, la médecine, l'histoire et les arts, aurait très bien pu entretenir le sultan sur le sommeil et lui parler d'Hypnos (le sommeil), fils de Nyx (la nuit), de qui il tiendrait le pouvoir curatif du sommeil, frère jumeau de Thanatos (la mort) et père de Morphée (le rêve). Hypnos, un dieu si puissant qu'il a même réussi à endormir Zeus. Vous savez qui prier maintenant…

Schéhérazade aurait pu continuer en racontant au sultan quelques faits cocasses tirés parmi les quelque 84 troubles du sommeil répertoriés. Lui expliquer le lien entre certaines maladies comme la dépression, la douleur et le sommeil. Lui décrire les répercussions du stress que ses soldats vivent au combat, pourquoi certaines personnes actualisent ou vivent réellement leur rêve, ou simplement l'informer sur la cause des impatiences qu'il ressentait dans les jambes, à l'occasion, lorsqu'il se couchait et qui l'empêchaient de s'endormir. Les exemples qui suivent sont tirés de ma pratique personnelle. Ils correspondent aux problèmes pour lesquels on me consulte le plus souvent ou qui m'ont particulièrement fasciné. Il s'agit de courtes vignettes qui ne couvrent pas le sujet de façon exhaustive, mais qui donnent un aperçu des points importants susceptibles de vous intéresser.

Et c'est le but ! Vivre avec la narcolepsie

Philippe est atteint de narcolepsie, une maladie neurologique rare caractérisée par des attaques de sommeil et de paralysie nommées *cataplexie*. Un samedi d'avril, alors que ce jeune hockeyeur venait de recevoir une passe parfaite, il fit le plus beau et le plus important but de sa jeune carrière. Il explosa de joie et se retrouva tout à coup sur la patinoire, incapable de se relever. La faiblesse de ses jambes dura quelques secondes, puis il se releva. On lui dit que l'émotion lui avait coupé les jambes. En fait, il venait d'avoir sa première attaque de cataplexie à l'âge de 14 ans. Un âge typique, lui apprendra plus tard le médecin. Philippe avait remarqué au cours des mois précédents qu'il avait souvent besoin de dormir pendant quelques minutes. Il lui était même arrivé d'aller faire une courte sieste dans les toilettes de l'école. Un jour, son entraîneur l'a réveillé sur le banc, car c'était à son tour d'aller sur la patinoire.

Philippe pensait qu'il était épuisé de son année scolaire. Cependant, les choses ne se sont pas améliorées avec les vacances et de nouveaux symptômes sont apparus. Fréquemment à l'endormissement et parfois au réveil, il lui arrivait d'avoir des hallucinations, le plus souvent visuelles, mais parfois auditives et même tactiles. Ainsi, il voyait des animaux dans sa chambre, entendait la sonnerie du téléphone ou sentait qu'on venait de le toucher. Il n'osait pas en parler. Un matin, il s'est réveillé incapable de bouger, littéralement paralysé dans son lit. Cela n'a duré que quelques secondes, mais lui a paru une éternité.

Ses parents, inquiets devant ces symptômes plutôt bizarres, décidèrent de consulter leur médecin de famille. Ce dernier, reconnaissant les symptômes typiques de la narcolepsie, recommanda à Philippe de se rendre à la clinique du sommeil. L'examen de sommeil (polysomnographie) confirma le diagnostic. De façon caractéristique, lors des siestes, Philippe s'endormait très rapidement, en moins de cinq minutes, et son sommeil progressait presque immédiatement vers le rêve, le sommeil REM. Normalement, ce sommeil arrive environ 90 minutes après l'endormissement, alors que chez lui il survenait en moins de 15 minutes. De plus, l'analyse de son sang a révélé qu'il était porteur d'un gène souvent associé à la maladie. Appelé HLA DQB1 0602, ce gène est présent chez plus de 85 % de ces patients.

Ce n'est que très récemment que le mécanisme de la narcolepsie a été identifié. Le Dr Emmanuel Mignault de l'Université Stanford, en Californie, a effectivement publié en 2000 un article qui démontre que les patients narcoleptiques manquent d'un neurotransmetteur cérébral appelé *orexine* ou *hypocrétine*. Cette substance est sécrétée par notre cerveau et régule l'éveil et l'appétit. D'ailleurs, les problèmes de surpoids courants chez les narcoleptiques seraient possiblement engendrés par le dérèglement de l'appétit causé par le manque d'oréxine, qui empêche également la bascule harmonieuse du sommeil vers l'éveil et vice versa. Le narcoleptique aura ainsi des attaques de sommeil pendant le jour et des réveils fréquents pendant la nuit. Cependant, on ne sait pas ce qui provoque la disparition des neurones qui fabriquent l'oréxine. La situation ressemble à celle du diabète de type 1, où l'on sait qu'il manque d'insuline, mais on ne connaît pas la cause de la disparition des cellules pancréatiques qui fabriquent l'insuline. Est-ce une susceptibilité particulière à un virus, une maladie auto-immune où nos anticorps s'en prennent à notre propre corps ou une dégénérescence prématurée de certaines cellules comme c'est le cas des noyaux gris centraux dans le parkinson?

La narcolepsie présente d'autres symptômes, comme la paralysie lors des émotions ou au réveil, ou encore les hallucinations. Il est fascinant de constater que ces symptômes ressemblent aux manifestations du rêve. En fait, le narcoleptique rêve quand ce n'est pas le moment, lorsqu'il est réveillé.

La cataplexie, qui afflige bon nombre de narcoleptiques, est une paralysie partielle ou complète d'un ou de plusieurs muscles lors d'une émotion intense comme le rire ou la surprise. L'exemple type est la mâchoire qui tombe sous l'effet de la surprise, comme dans les dessins animés. Cette paralysie est identique à celle que nous avons pendant un rêve. Lorsque nous rêvons, nous sommes paralysés pour ne pas faire les mouvements que nous ressentons dans nos rêves.

La paralysie du sommeil, cette sensation d'être paralysé au réveil, correspond à la persistance de la paralysie du rêve, même si la personne est éveillée. Quant aux hallucinations hypnagogiques (à l'endormissement) ou hypnopompiques (au réveil), elles correspondent à l'intrusion du rêve dans l'état de veille.

La somnolence ou les attaques de sommeil sont également fréquentes chez les narcoleptiques. Ces courtes siestes peuvent survenir n'importe où. Le plus souvent très brèves, 5 ou 10 minutes, elles sont associées à un rêve et la personne se réveille fraîche et dispose pour continuer son activité, son examen ou sauter sur la glace.

La narcolepsie touche 1 personne sur 2000, ce qui veut dire qu'il y a au moins 4000 narcoleptiques au Québec. Elle a une composante génétique certaine, mais sa transmission n'est pas aussi claire et prédictible que celle d'autres maladies génétiques comme la fibrose kystique. L'intervalle entre le début des symptômes et le diagnostic est souvent de plus de 10 ans. Récemment, j'ai reçu une dame de 85 ans qui tombait souvent, apparemment sans raison. Nous avons constaté que ses problèmes s'étaient aggravés à la suite de la prise d'un médicament, le Réminyl (galantamine), pour traiter la maladie d'Alzheimer. Ce médicament a, en fait, les effets inverses de ceux que l'on donne pour traiter la narcolepsie, ce qui a donc augmenté les symptômes de notre patiente.

Son fils nous a dit que sa mère avait appris à ne pas rire, car elle tombait alors par terre. Depuis qu'il était enfant, il avait souvent vu sa mère dormir à table. Les examens ont confirmé le diagnostic de narcolepsie, nous avons changé la médication et tout est redevenu normal, si on peut dire. Cette patiente aura donc vécu toute sa vie avec ce problème sans le savoir.

La narcolepsie est incurable, mais des traitements visent le contrôle de la somnolence et de la cataplexie. Pour la somnolence, nous utilisons le Ritalin (méthylphénidate) ou l'Alertec (modafinil). Il s'agit de stimulants qui favorisent l'éveil, mais qui ont de nombreux effets secondaires comme la perte d'appétit, l'anxiété, des palpitations et l'augmentation de la tension artérielle. L'Alertec est heureusement beaucoup mieux toléré. La cataplexie est relativement bien maîtrisée avec des antidépresseurs comme l'Effexor (venlafaxine).

Depuis 2002, on utilise un nouvel agent, le Xyrem (oxybate de sodium). Ce médicament pris la nuit régularise le sommeil et est le plus efficace pour diminuer la cataplexie et la somnolence. Son usage est cependant très réglementé. D'abord en raison de son coût, plus de 10 000 $ par année, et aussi parce qu'il s'agit de la drogue du viol. Le sommeil qu'il produit est si profond qu'il est parfois difficile pour la personne de se réveiller, ce qui explique pourquoi certains agresseurs en donnent à leur victime. Bien utilisé, il est bien toléré. Les principaux effets secondaires sont la somnolence, la confusion et l'incontinence urinaire pendant le sommeil. À trop forte dose, il peut aggraver l'apnée du sommeil et même provoquer le coma et la mort si on en abuse.

Avec une bonne hygiène du sommeil, des siestes programmées et une utilisation judicieuse des médicaments, Philippe pourra avoir une vie normale et satisfaisante. Une fois ses symptômes contrôlés, il pourra conduire une voiture. Même si ses enfants ont de 20 à 40 fois plus de risque d'avoir la maladie, il ne devrait pas s'inquiéter outre mesure. Il est en effet très rare que nous voyions un parent et un enfant affectés de la maladie. De nombreuses célébrités sont narcoleptiques, comme l'actrice Natassja Kinski qui s'était confiée au journaliste David Jenkins du *Telegraph* en 2001, ou la golfeuse professionnelle Nicole Jeray qui, selon Jaime Diaz du *Golf Digest* de novembre 2001, se serait endormie plus de 50 fois pendant une ronde de compétition. Quant au cycliste Franck Bouyer, il a dû suspendre sa carrière de 2004 à 2009, car le modafinil (Alertec) n'était pas accepté par l'Union cycliste internationale. Il utilise maintenant le Xyrem, médicament accepté depuis 2009.

Points clés

- La narcolepsie est caractérisée par des attaques de sommeil, des épisodes de paralysie lors d'émotions intenses ou au réveil, des hallucinations à l'endormissement ou au réveil et un sommeil fragmenté.
- Elle touche 1 personne sur 2000 et donc plus de 4000 Québécois.
- Sa cause est encore inconnue ; elle est associée à certains gènes et à une diminution de l'oréxine, un stimulant du cerveau qui régule l'éveil et l'appétit.

Conseils

- N'hésitez pas à consulter un médecin si vous croyez être atteint de narcolepsie.
- Ayez un horaire de sommeil régulier et faites des siestes plusieurs fois par jour.
- Évitez, lorsque c'est possible, les circonstances qui provoquent les attaques de cataplexie.

Faire les cent pas !
Le syndrome d'impatience musculaire de l'éveil

J'ai connu Benoit pendant ma première année de pratique, seulement quelques semaines après avoir ouvert mon laboratoire du sommeil à mon retour de France. Il faisait régulièrement l'aller-retour Montréal-Barbade pour son travail et c'était un cauchemar chaque fois. Non pas la

Barbade, mais le voyage. Les longues heures à rester immobile dans l'avion le rendaient fou. Dès qu'il s'immobilisait, il ressentait un inconfort dans les jambes, qu'il qualifiait d'impatience. Cet inconfort s'accompagnait de mouvements involontaires caractéristiques. D'abord, ses orteils pointaient vers lui, puis sa cheville et son genou se pliaient dans un mouvement de flexion, parfois toutes les 30 secondes pendant des heures. En plus de l'incommoder chaque fois qu'il devait rester immobile, cela devenait insupportable dans l'avion et l'empêchait de s'endormir. Il devait alors se lever et marcher. C'était la seule chose qui diminuait son inconfort. La prise de somnifères l'aidait pendant un certain temps, mais rapidement le médicament ne faisait plus effet et il devait changer ou augmenter la dose.

Le syndrome des jambes sans repos est très fréquent au Québec, particulièrement au Lac-Saint-Jean du fait de son origine génétique et de l'effet fondateur que l'on y retrouve. Le mariage entre cousins et cousines favorise la transmission des maladies génétiques. Les équipes de recherche du Dr Jacques Montplaisir et du généticien Guy Rouleau, toutes deux de l'Université de Montréal, sont d'ailleurs des pionnières dans la découverte de l'origine génétique de la maladie. Près de 15 % des Québécois ont à l'occasion des symptômes de jambes sans repos, mais seulement 3 % devront prendre un médicament pour les contrôler, en raison de leur importance et de leur présence prolongée plusieurs soirs par semaine. Les symptômes, qui peuvent prendre la forme de fourmillements, d'inconforts, de brûlures ou de douleurs, varient souvent selon les saisons ou l'activité physique, mais sans constance et de façon peu prévisible.

Il faut bien faire la différence avec les crampes nocturnes, souvent douloureuses, qui touchent généralement le mollet ou la plante du pied et qui réveillent le dormeur. La cause précise de ces crampes n'est pas connue et aucun traitement spécifique n'est recommandé. On employait auparavant de la quinine, mais on la déconseille maintenant, à cause d'effets secondaires graves sur la coagulation du sang qui ont été associés à son utilisation.

Les impatiences et les mouvements involontaires sont provoqués par le mauvais fonctionnement de barrières biochimiques (coupe-feu) situées dans notre cerveau. Ces barrières empêchent l'activité électrique de notre cerveau de descendre de façon inappropriée dans notre moelle épinière. Leur fonctionnement est en partie régulé par le fer, plus exactement la ferritine (une protéine qui permet le stockage du fer), et par la dopamine. Il est donc fréquent de voir apparaître des symptômes d'impatience musculaire chez les personnes qui souffrent d'anémie par manque de fer. Lorsque c'est le cas, de simples suppléments de fer entraînent une grande amélioration des symptômes. Les somnifères de type benzodiazépines (voir le tableau sur l'insomnie) et la morphine améliorent aussi l'état des patients, mais leur efficacité est souvent de courte durée ou alors ils provoquent des effets secondaires. Les patients se sentent amortis ou ont des nausées.

Le médicament le plus employé actuellement est le Mirapex (pramipexole). Il agit sur les récepteurs de la dopamine et on le prescrit aussi pour traiter la maladie de Parkinson. Ces dernières années, les médias en ont parlé, pas tant pour son efficacité que pour un de ses effets secondaires. De par son action sur la dopamine, souvent qualifiée d'*hormone du plaisir*, le Mirapex peut favoriser l'apparition de comportements compulsifs comme le jeu. Cela se produit chez moins de 1 % des utilisateurs. Certains articles de journaux ont fait état de patients qui se sont ruinés après avoir pris ce médicament. Une personne avertie en vaut deux, car ces comportements disparaissent à l'arrêt de la prise du médicament.

À l'inverse, certains antidépresseurs, particulièrement les inhibiteurs de recapture de la sérotonine comme le Paxil (paroxetine) ou le Prozac (fluoxetine), favorisent l'apparition d'impatience musculaire et de mouvements involontaires.

Points clés

- Le syndrome des jambes sans repos se caractérise par une sensation d'inconfort dans les jambes, parfois les bras, accompagnée de mouvements involontaires.
- Il se manifeste principalement lors du repos ou au moment de se coucher.
- Lorsqu'il provoque de l'insomnie, une médication est souvent nécessaire.

Vivre ses rêves, quel cauchemar !
Le trouble comportemental du sommeil paradoxal (TCSP)

Le 20 avril 2010, des médias ont rapporté qu'aux États-Unis un homme, Adam Kearns, s'était vu interdire tout contact avec sa femme depuis plus de trois mois pour des raisons de sécurité. Pendant qu'il dormait, il avait agressé sa femme sans même s'en rendre compte. Effrayée, elle avait appelé le 9-1-1. La police et le juge ont cru à un problème de violence conjugale. Or, et le mari et sa femme sont d'accord sur le fait qu'il l'a agressée pendant qu'il dormait.

Il existe plusieurs cas similaires, et même des homicides en lien avec ce trouble du sommeil. À peine deux jours après mon retour de France, un médecin de l'Hôtel-Dieu est venu s'asseoir à ma table pendant le dîner. Il s'est informé poliment sur ma formation et sur ma nouvelle clinique du sommeil, puis m'a demandé, un peu gêné, s'il était possible que sa femme le frappe à coups de poings pendant qu'elle dormait. Elle fut une de nos premières patientes. Son étude de sommeil a montré que, pendant ses rêves, elle conservait un tonus musculaire. Au lieu d'être paralysée, ce qui serait normal, elle pouvait faire les mouvements qu'elle ressentait dans ses rêves.

Contrairement au somnambule, qui a une relative conscience de son environnement, la personne qui est atteinte d'un trouble comportemental du sommeil paradoxal est dans son rêve. C'est lorsque ce rêve est intense et mouvementé qu'elle bouge le plus. Ces patients font très souvent des cauchemars où ils sont agressés. C'est à ce moment qu'ils vont se débattre et frapper leur conjoint, ou sortir du lit et se mettre à courir. Les blessures personnelles ou à autrui sont fréquentes chez eux, alors qu'elles sont rares chez le somnambule. Ce problème est très peu répandu et se rencontre en général chez des gens de plus de 50 ans. Il peut survenir de façon isolée, comme c'était le cas pour l'épouse du médecin, ou être associé à la maladie de Parkinson ou à la démence. Le Rivotril (clonazepam) est le médicament le plus employé et le plus efficace pour le traiter. La plupart des patients et de leurs conjoints retrouvent un sommeil calme et sans incidents. Il va sans dire que le médecin qui m'avait raconté cette histoire est parti rassuré et reconnaissant. Depuis près de 15 ans, aucun autre incident ne s'est produit. Comme son épouse le dit, nous avons transformé ses cauchemars en rêves.

Points clés

- Le trouble comportemental du sommeil paradoxal (TCSP) se caractérise par le maintien du tonus musculaire pendant le rêve.
- Le patient, souvent âgé de plus de 50 ans, a tendance à faire les mouvements de ses rêves, surtout lorsqu'ils sont violents.
- Le TCSP peut être associé à la maladie de Parkinson ou à la démence.

Conseils

- Il est important de consulter un spécialiste du sommeil rapidement, car les conséquences de ce problème peuvent être très graves.
- Il faut sécuriser l'environnement autour du lit, enlever les lampes et les tables en vitre par exemple.
- Utilisez consciencieusement la médication prescrite.

Qui a mangé le gâteau?
Le somnambulisme et les troubles de l'éveil

Marie se lève régulièrement la nuit, environ une heure et demie après s'être endormie. Parfois, elle s'habille et se prépare pour partir au travail, d'autres fois elle fait le lavage, plutôt pratique, ou ouvre le frigo et mange la dernière part de gâteau qu'elle s'était gardée pour son lunch. Pendant ces épisodes de somnambulisme, Marie a les yeux ouverts, mais aucune expression faciale. Sa démarche est relativement fluide, mais il lui arrive de se cogner sur le cadre de porte ou le bureau du passage. Malgré ses 35 ans, les épisodes de somnambulisme sont encore fréquents et incommodants. Elle ne s'est jamais blessée et elle et son mari ont appris à vivre avec son somnambulisme. La plupart du temps, elle retourne toute seule au lit après une vingtaine de minutes. Au début, son mari tentait de la réveiller. Elle était alors confuse et perturbée. Maintenant, lorsqu'il en a conscience, il la raccompagne délicatement vers le lit. Ce qui les inquiète le plus, c'est qu'une bonne fois, elle parte vraiment travailler. Pour éviter cela, ils ont pris l'habitude de cacher les clés de la voiture et ont installé un système complexe de serrure sur la porte.

Contrairement au trouble comportemental en sommeil paradoxal qui survient pendant le sommeil REM, le sommeil des rêves, le somnambulisme arrive pendant le sommeil profond, le stade 3. Le sommeil profond est plus abondant pendant l'enfance et prédomine au début de la nuit. Il en est de même pour le somnambulisme. Jusqu'à 15 enfants sur 100, âgés de 5 à 12 ans, marchent pendant leur sommeil, mais le problème est préoccupant chez seulement 4 % des enfants. Le cas de Marie reste une exception, car le somnambulisme est plus fréquent chez les garçons et tend à disparaître à l'adolescence. Seulement 1 % des adultes sont somnambules[90].

Le somnambulisme résulte d'un éveil partiel du cerveau, souvent engendré par un stimulus extérieur ou l'envie d'aller uriner. L'alcool, le stress, le manque de sommeil et certains troubles du sommeil qui induisent des réveils, comme l'apnée du sommeil et les mouvements périodiques du sommeil, tendent également à augmenter le nombre d'épisodes. Les terreurs nocturnes, les éveils associés à de la confusion et les troubles alimentaires nocturnes, un peu comme ceux de Marie, font partie du même groupe de maladies qui résultent d'un réveil inadéquat et incomplet.

Compte tenu de la fréquence des épisodes, nous avons traité Marie avec du Rivotril (clonazepam), un somnifère qui diminue les éveils et le sommeil profond. Certains antidépresseurs sont également prescrits. Nous avons recommandé à Marie de pratiquer des techniques de relaxation et nous nous sommes assurés que son environnement était sécuritaire et que les objets potentiellement dangereux, en verre par exemple, étaient peu accessibles. Elle a d'ailleurs donné la lampe Tiffany qui ornait le meuble du passage.

Points clés

- Le somnambulisme résulte d'un éveil partiel du cerveau pendant le sommeil profond, entre une et deux heures après l'endormissement.
- Il touche près de 15 % des enfants âgés de 5 à 12 ans et tend à disparaître à l'adolescence.
- Les comportements peuvent parfois être complexes, voire dangereux.

Conseils

- Une bonne hygiène du sommeil, la relaxation et un nombre d'heures de sommeil suffisant diminuent la quantité d'épisodes de somnambulisme.
- Évitez l'alcool.
- Sécurisez l'environnement en fermant les portes à double tour, enlevez les objets de verre des tables de nuit et tout ce qui paraît potentiellement dangereux.

Dormir pour ne plus souffrir !
La douleur chronique

Voilà un domaine où la médecine et les médecins se sentent souvent impuissants. La douleur chronique, comme la fatigue chronique, demeure un mystère. Les patients souffrant de douleurs chroniques, qu'elles résultent d'une hernie discale, de l'arthrite rhumatoïde ou de la fibromyalgie, n'ont pas un sommeil réparateur. Ils ont de la difficulté à s'endormir, présentent de l'anxiété et une augmentation des douleurs à l'arrivée de la nuit, se réveillent fatigués et sont souvent somnolents le jour. Somnolence qui peut être causée par leur mauvais sommeil, mais aussi par la médication. Les opiacés comme la morphine, les relaxants musculaires (Flexeril), le Neurontin (gabapentin) ou le Lyrica (prégabaline), et certains antidépresseurs comme l'Élavil (amitriptyline) sont tous susceptibles de provoquer de la somnolence, même le lendemain.

Le sommeil des patients avec de la douleur chronique est également perturbé par des ondes rapides (alpha) typiques de l'éveil. Ces ondes rapides parasitent leur sommeil profond caractérisé par les ondes lentes (delta). Nous appelons ce phénomène *alpha/delta*[91]. D'ailleurs, ces patients nous disent souvent qu'ils ont l'impression de ne pas dormir profondément et d'être conscients de tout ce qui se passe pendant leur sommeil. Nous ne connaissons pas la signification exacte de ce phénomène alpha/delta. Il est parfois observé chez des personnes sans douleur chronique et pourrait être le reflet d'une augmentation de l'activation cyclique du cerveau pendant le sommeil (*cyclic alternating pattern*)[92]. Ce phénomène décrit la première fois par une équipe de chercheurs italiens pourrait représenter un processus protecteur permettant au dormeur de revenir en quelque sorte à la surface pour sonder son environnement et s'assurer que tout est sécuritaire avant de replonger dans le sommeil. Ainsi, à intervalles réguliers, le cerveau s'active sans sortir de son sommeil. On constate à l'électroencé-phalogramme une accélération des ondes qui dure quelques secondes. Pendant cette période d'activation, le dormeur se réveille plus facilement, que ce soit à cause d'un danger de l'environnement ou de la douleur, par exemple. Certaines recherches suggèrent que lorsque notre sommeil est fragmenté nous sommes plus sensibles à la douleur[93]. La douleur peut donc fragmenter le sommeil et un sommeil fragmenté nous rendre plus sensibles à la douleur. Un cercle vicieux que l'on peut améliorer. Le maintien de bonnes habitudes de sommeil, la relaxation et la thérapie cognitive et comportementale[94] sont de bonnes façons d'intervenir sur la douleur et sur le sommeil, et d'améliorer ainsi notre capacité à vivre avec la douleur et les symptômes dépressifs qui y sont associés[95].

La douleur est parfois question de perception et de conditionnement. Nous connaissons le pouvoir du placébo. Les patients qui prennent un placébo, théoriquement inactif pour la condition qu'il doit traiter, se sentent souvent mieux, ont moins mal, s'endorment plus vite ou voient leur tension artérielle diminuer. Une étude récente de l'équipe du Dr Gilles Lavigne[96], de la faculté de médecine dentaire de l'Université de Montréal, a montré que le placébo ou plus exactement l'anticipation de son effet pouvait même influer sur nos stades de sommeil.

Dans ce cas précis, le placébo était une crème que l'on appliquait sur la peau avant de provoquer une douleur modérée avec de la chaleur. Pour créer un conditionnement chez les sujets, on diminuait la chaleur lorsqu'il y avait la crème, laissant croire au sujet qu'elle était efficace pour soulager la douleur.

Les sujets soumis à ce conditionnement avant le sommeil éprouvaient un plus grand soulagement le lendemain lorsqu'on appliquait la crème et la chaleur par rapport aux sujets qui n'avaient subi le test que le jour. Ils passaient aussi moins de temps en sommeil REM (rêve). Le sommeil permettrait au cerveau d'intégrer dans notre mémoire l'attente positive de soulagement. Le dormeur rassuré par l'efficacité du placébo aurait ainsi besoin de passer moins de temps en sommeil REM. On se souviendra que le sommeil REM est utile pour consolider la mémoire affective. Le sujet qui n'a pas eu ce conditionnement et qui n'a pas été soulagé aurait donc besoin de passer plus de temps en sommeil paradoxal pour traiter le traumatisme douloureux. Cette diminution du sommeil REM a également été observée chez les personnes qui répondent positivement au traitement de leur trouble de panique[97].

Dans une autre communication présentée au 13e Congrès mondial sur la douleur, l'équipe du Dr Lavigne a également démontré que les sujets chez qui on a procédé à ce conditionnement placébo en ressentaient des effets bénéfiques même pendant leur sommeil. Ils avaient moins tendance à se réveiller sous l'influence des stimulations douloureuses et en gardaient un souvenir moins désagréable. Ces études nouvelles confirment et renforcent l'importance que les croyances et les conditionnements ont sur nos émotions et nos sensations.

Points clés

- Les personnes souffrant de douleurs chroniques ont un sommeil perturbé caractérisé par l'intrusion d'ondes alpha/delta.
- L'anticipation positive que l'on a par rapport à l'efficacité d'un médicament ou d'un traitement peut modifier notre sommeil.
- Dans certaines études, le sommeil potentialise l'effet soulageant du placébo et celui-ci continuerait d'agir même pendant le sommeil.

Conseils

- Adoptez de bonnes habitudes de sommeil et intégrez la relaxation à votre routine de sommeil.
- Questionnez-vous sur vos croyances et vos attentes. Après tout, si le placébo a un pouvoir, c'est par votre pensée.
- N'hésitez pas à consulter un psychologue spécialisé dans la gestion de la douleur chronique.

La poule ou l'œuf ?
Dépression et sommeil

On observe des changements des stades de sommeil chez les patients déprimés. Le sommeil REM (rêve) a tendance à arriver plus rapidement en début de nuit et le réveil plus tôt le matin. La réapparition de ces changements lors du sevrage des antidépresseurs est d'ailleurs un facteur de risque de rechute. La dépression s'accompagne fréquemment de trouble du sommeil et d'insomnie, alors que l'insomnie et l'apnée du sommeil sont des facteurs de risque de dépression. L'insomnie et la dépression ont souvent les mêmes facteurs précipitants (modèle des PPP). Que ce soit à la suite d'un deuil, d'une séparation ou de harcèlement au travail, l'insomnie précède souvent la dépression. Agir sur l'insomnie peut prévenir la dépression ou aider à sa guérison. Une bonne hygiène du sommeil et l'approche cognitive comportementale présentée dans la partie sur l'insomnie demeurent les pierres angulaires du traitement non médicamenteux.

Il est cependant important d'être conscient que certains antidépresseurs peuvent nuire au sommeil. C'est le cas du Wellbutrin, qui est stimulant, ou des inhibiteurs de recapture de la sérotonine, qui peuvent induire un syndrome d'impatience musculaire. Certains antidépresseurs causent de la somnolence le jour et bouleversent les rythmes du sommeil. Il est important d'en parler à votre médecin si vous constatez que votre sommeil se détériore pendant le traitement.

Points clés

- L'insomnie et l'apnée du sommeil sont des facteurs de risque de dépression.
- Les antidépresseurs peuvent nuire au sommeil et causer de l'insomnie.

Conseils

- En présence de dépression, il est d'autant plus important de veiller à une bonne hygiène du sommeil.
- N'hésitez pas à en parler à votre médecin si votre sommeil se détériore à la suite d'un traitement.

À la guerre comme à la guerre ! Le syndrome de stress post-traumatique

Jean et Richard ont plusieurs choses en commun. D'abord, les deux ont été victimes d'un cambriolage. Jean s'est fait pirater son camion rempli de marchandise. Les pirates l'ont séquestré le pistolet sur la tempe pendant de nombreuses heures, le temps de conduire le camion en lieu sûr pour le vider de sa cargaison. Richard, lui, a été pris dans un vol de banque et a passé de longues minutes sur le plancher, une arme braquée sur lui. Lorsque je les ai vus en consultation, plusieurs mois avaient passé. L'insomnie associée au stress initial avait disparu, mais leur sommeil était mouvementé et perturbé par des cauchemars répétitifs les amenant à revivre les événements avec une sensation d'angoisse et de palpitations au réveil, le dos trempé de sueur. Pour Richard, cette crainte de refaire ce cauchemar l'empêchait d'aller se coucher et entraînait une grande fatigue qui l'a mené dans une profonde dépression. Le syndrome de choc ou de stress posttraumatique, fréquent chez les soldats, peut prendre plusieurs formes et s'accompagne presque toujours de troubles du sommeil et de cauchemars. Lorsqu'une personne souffrant d'insomnie me consulte, je m'informe toujours des circonstances dans lesquelles ses problèmes de sommeil ont commencé et des traumatismes qu'elle a pu subir dans le passé. Parfois, le lien entre l'insomnie et le traumatisme n'est pas temporel, comme chez Julie, qui présentait de façon récurrente des éveils nocturnes où elle était angoissée sans raison apparente. Elle m'a dit que son père avait abusé d'elle lorsqu'elle était enfant. Les agressions avaient toujours lieu au milieu de la nuit alors que son père se glissait dans son lit. Elle ne croyait pas que ces abus avaient un lien avec ses éveils nocturnes, car ils s'étaient produits des années auparavant. Comme nous le verrons, l'intégration émotionnelle de ce traumatisme n'était certainement pas complète.

L'utilisation temporaire de Rivotril (clonazepam), de la famille des benzodiazépines, aide à diminuer les cauchemars et l'anxiété. C'est ce que j'ai prescrit à Jean, mais le traitement de ce problème dépasse le cadre d'une clinique du sommeil. Jean, Richard et Julie ont été dirigés vers un psychologue pratiquant l'intégration neuroémotionnelle par les mouvements oculaires (EMDR)[98].

La méthode de guérison des traumatismes émotionnels par l'EMDR implique l'assistance d'un psychologue qui, par le souvenir traumatique et la réalisation de mouvements des yeux de droite à gauche, semblables à ceux que l'on fait en rêvant, induit une réparation du circuit neuronal perturbé par le traumatisme. Très rapidement, parfois en quelques minutes, la personne se met à voir le traumatisme de façon différente, en tire des leçons et se défait de l'émotion et des réactions physiques associées. Ésotérique ? Pas du tout. Cette méthode a fait l'objet de beaucoup de publications dans les revues les plus sérieuses et est acceptée par les sociétés savantes. On ne doit pas sous-estimer les interrelations entre notre corps et notre cerveau.

COMMENT CELA FONCTIONNE-T-IL ?

Les neurophysiologistes séparent souvent notre cerveau en deux. D'abord, le cerveau primitif ou émotionnel, commun à presque toutes les espèces, même les reptiles et les oiseaux, est situé physiquement au centre du cerveau. Il est le siège des émotions et contrôle nos organes comme le cœur, les poumons et les intestins. Le cerveau primitif est le lien entre l'émotion et ses manifestations physiques, comme l'accélération du cœur ou les crampes abdominales, et contrôle aussi le système nerveux sympathique et parasympathique. Il y a ensuite le cortex ou le cerveau cognitif, plus ou moins développé selon les espèces. Situé autour du cerveau primitif, il contrôle nos pensées, nos mouvements, la parole et la vue, par exemple.

Les études d'imagerie cérébrale comme le TEP SCAN, ou tomographie par émission de positrons, montrent que lors d'un traumatisme psychologique il y a une lésion, une trace qui est laissée dans le cerveau primitif, plus exactement dans l'amygdale du système limbique. Il s'agit du siège de

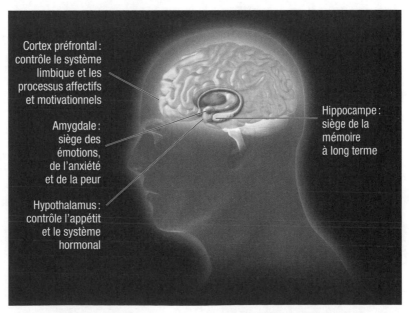

Cortex préfrontal : contrôle le système limbique et les processus affectifs et motivationnels

Amygdale : siège des émotions, de l'anxiété et de la peur

Hypothalamus : contrôle l'appétit et le système hormonal

Hippocampe : siège de la mémoire à long terme

Lors d'un traumatisme psychologique, une trace est laissée dans l'amygdale du système limbique, siège des émotions, de l'anxiété et de la peur.

la peur, centre du cerveau émotionnel. La guérison de cette lésion impliquerait son intégration ou son assimilation par le cortex, qui en quelque sorte en tire un apprentissage et en évacue le contenu émotif, ce que David Servan-Schreiber appelle la *digestion du traumatisme*. Les recherches récentes nous montrent que le sommeil REM, celui des rêves, serait un moment privilégié pour cette intégration et la mémorisation émotionnelle[4][5]. On n'a qu'à se souvenir de l'étude du Dr Lavigne : lorsque les sujets étaient soumis à un conditionnement placébo avant la nuit, son efficacité était plus grande et le sommeil REM s'en trouvait modifié. Dans ce cas, les sujets avaient selon moi assimilé ou dominé la peur d'avoir mal et avaient donc d'autant plus confiance au placébo.

Chez les personnes souffrant d'un choc post-traumatique, cette intégration entre les parties émotionnelle et cognitive du cerveau serait déficiente, laissant la personne aux prises avec le souvenir émotif et les réactions physiques qu'il engendre, empêchant l'apprentissage cognitif qui permet de se dégager du traumatisme. C'est possiblement ce qui se passait la nuit avec Julie.

Points clés

- Les troubles du sommeil et les cauchemars sont fréquents chez les personnes souffrant d'un choc ou stress post-traumatique.
- L'état de choc post-traumatique peut persister des années et serait attribuable à l'absence de «communication» entre notre cerveau émotionnel et notre cerveau cognitif.
- La méthode de traitement la plus efficace est l'intégration neuroémotionnelle par les mouvements oculaires (EMDR).

Conseils

- Consultez un spécialiste, ne restez pas seul avec votre souffrance.

La fatigue, lorsque le sommeil n'est pas en cause

Dans ma pratique médicale, je constate qu'un nombre grandissant de gens se plaint de fatigue. Parfois, c'est le symptôme d'une maladie grave, d'un cancer, mais le plus souvent, la fatigue est le reflet d'un épuisement physique, moral ou intellectuel.

On utilise souvent le mot *fatigue* pour parler de somnolence. Or, médicalement, ces deux termes ne veulent pas dire la même chose et il est important de comprendre ce dont on souffre pour trouver les bonnes solutions.

Alors que le mot *somnolence* désigne le besoin ou l'envie de dormir, la fatigue se définit comme une sensation pénible qui accompagne un effort, une dépense physique ou intellectuelle excessive. Elle devient un problème lorsqu'elle survient sans que la personne qui en souffre fasse d'excès, physiques ou intellectuels.

D'un point de vue purement médical, seule la fatigue musculaire est mesurable de façon objective. Ainsi, après un effort maximal, le muscle est incapable de se contracter de façon adéquate, en raison de l'accumulation des déchets du métabolisme, comme l'acide lactique, et de l'épuisement des substances chimiques nécessaire à son fonctionnement. Même si les muscles sont stimulés par des courants électriques externes, indépendants de la volonté du sujet, ils n'arrivent pas à se contracter, ou alors très peu.

On peut mesurer la fatigue intellectuelle avec certains tests en neuropsychologie, mais alors la coopération du sujet est indispensable.

La fatigue est la raison de près de 10 % des consultations chez le médecin. Les problèmes musculo-squelettiques (ex. : maux de dos) et psychologiques (anxiété-dépression) sont le plus souvent à la source de la fatigue, mais chez plus de 50 % des patients aucune cause ne sera identifiée[99]. La médecine est extrêmement démunie devant les patients se plaignant de fatigue chronique. Il est troublant d'observer que le stress psychologique, la dépression ou des accidents vasculaires comme un infarctus ou un AVC peuvent provoquer, et parfois comme seul symptôme, une profonde fatigue.

En haute altitude, un alpiniste peut ressentir une intense fatigue musculaire pour un effort aussi minime que marcher. Or, il est possible de recréer les conditions de l'altitude dans nos laboratoires de recherche. Nous pouvons alors vérifier si le muscle est réellement fatigué en le stimulant avec des décharges électriques, ou si cette fatigue a une autre origine. Au cours d'un protocole où l'on soumettait les sujets à une épreuve physique en condition d'oxygénation normale et en condition de manque d'oxygène, une équipe de chercheurs a fait une découverte fascinante. Pour un même degré de fatigue ressentie au niveau des jambes à la fin de l'exercice, il y avait moins de fatigue mesurable en condition de manque d'oxygène qu'avec une oxygénation normale[100]. La fatigue ressentie en condition de manque d'oxygène est cérébrale et résulte du manque d'oxygène au cerveau. Elle disparaît aussitôt que le cerveau perçoit que le taux d'oxygène revient à la normale. Il m'a été donné de vérifier personnellement ce concept de fatigue cérébrale lors de nos recherches au Kilimandjaro et au Népal avec l'équipe de l'émission *Découverte*. Pour ces études, dont j'étais également un cobaye, nous avons effectué des épreuves d'effort sur vélo fixe en condition de manque de d'oxygène. Il était stupéfiant de constater que, malgré la poursuite de l'effort, la fatigue ressentie disparaissait aussitôt que la concentration d'oxygène inspirée revenait à la normale.

Cette fatigue cérébrale associée à l'altitude est possiblement un mécanisme protecteur pour éviter des chutes trop importantes, à l'effort, de notre concentration d'oxygène dans le sang. En effet, l'effort augmente la consommation d'oxygène et entraîne, dans des conditions comme l'altitude, des chutes de la saturation en oxygène qui pourraient endommager notre cerveau. Le sujet qui éprouve de la fatigue va donc avoir tendance à s'arrêter et, par le fait même, à s'oxygéner. On observe le même phénomène lors de l'exercice : une partie de la fatigue que l'on ressent est cérébrale et provient de messages (rétroaction) envoyés à notre cerveau par nos muscles fatigués, possiblement pour nous signaler de prendre du repos afin de prévenir une fatigue extrême qui pourrait être dommageable pour notre corps[101]. Il existe donc des mécanismes biologiques pouvant provoquer une fatigue cérébrale qui sera perçue comme une fatigue physique ou une faiblesse musculaire aux jambes par exemple.

L'hyperventilation chronique

Une cause fréquente et sous-estimée de fatigue cérébrale et physique est l'hyperventilation chronique. Imaginez-vous dans une grotte il y a 5000 ans, vous reconnaissez le pas feutré d'un grand tigre. Brusquement, votre respiration et votre pouls s'accélèrent. Tous les muscles de votre cage thoracique se contractent pour faire entrer plus d'air, vous vous préparez à combattre ou à courir. Réagir au stress est depuis la nuit des temps une question de survie. Pour ces lointains ancêtres, le stress était le plus souvent synonyme de « besoin de manger » ou de « risque de se faire manger ».

Imaginez-vous maintenant à votre bureau en train de préparer une entrevue pour un emploi, un examen, ou encore dans votre lit à prévoir une autre mauvaise nuit ou les problèmes du lendemain. Les muscles de votre cage thoracique se contractent et votre thorax se gonfle. Votre respiration devient thoracique, votre pouls s'accélère. Vous vous préparez au combat, mais il n'y aura pas de combat.

L'excès de respiration, nommé *hyperventilation*, qui devait vous permettre de vous préparer à fuir, va perturber l'acidité de votre sang. Cette perturbation est provoquée par le rejet d'une quantité trop grande de gaz carbonique par vos poumons. Cela entraîne une alcalose respiratoire, c'est-à-dire que votre sang devient moins acide. L'alcalose respiratoire cause la constriction des vaisseaux sanguins, ce qui va diminuer la quantité de sang, et donc d'oxygène, qui se rend à votre cerveau, à vos nerfs, à vos muscles et à vos organes. Vous vous sentez alors la tête légère, une oppression vous écrase la poitrine, vos muscles se crampent, font mal, vos doigts s'engourdissent, votre cœur bat de façon rapide et irrégulière. Vous ressentez une grande fatigue, inexpliquée. Cet état d'hyperventilation peut durer des heures, voire des jours. Son intensité est variable, mais on

LE BÂILLEMENT

Le bâillement survient lorsqu'on est fatigué, dans les situations monotones et le matin, pour se préparer à passer à l'action[102]. Lors d'un bâillement, on étire une série de muscles qui, par un mécanisme réflexe, stimulent les neurones de notre cerveau provoquant l'éveil. On bâille donc pour se réveiller ou se tenir réveillé. Le bâillement serait communicatif ou contagieux pour favoriser la synchronisation du groupe, pour que tout le monde soit sur la même longueur d'onde. Si je m'endors, il y a de fortes chances que les autres autour de moi s'endorment aussi. Plus une personne est concentrée sur ce qu'elle fait, moins elle sera sensible aux bâillements des autres. On bâille aussi avant de manger et lorsqu'on a faim. Les lions bâillent intensément avant de partir à la chasse, certains athlètes avant leur compétition, et une amie musicienne me confiait qu'elle bâille systématiquement avant d'entrer en scène. Bâiller nous prépare donc à l'action, favorise l'éveil, mais peut également être un signe de stress et d'hyperventilation. Lorsqu'il est associé à une situation de stress, le bâillement est une invitation à consacrer quelques minutes à la respiration abdominale.

le reconnaît aux symptômes précédents, à des bâillements fréquents et au besoin de prendre de grandes respirations, de faire des soupirs.

Cette réaction physique au stress est ancrée profondément dans nos gènes et résulte de notre longue évolution. Elle met en jeu le système nerveux sympathique, à la base de la sécrétion d'adrénaline et de l'accélération de la fréquence cardiaque et respiratoire. Ce système sympathique est contrebalancé par le système nerveux parasympathique qui domine pendant le sommeil et les états de calme, et qui est la cause du ralentissement de notre fréquence cardiaque et respiratoire. Cet ensemble sympathique et parasympathique est connu sous le nom de *système nerveux autonome*. Il assure le bon fonctionnement de notre organisme indépendamment de notre volonté. Il est cependant sous la dépendance de nos émotions. C'est lui qui nous donne la « peur au ventre ». Le système sympathique s'active dans les états de stress et de colère, et le parasympathique, véritable frein du système nerveux autonome, est stimulé par la méditation et la relaxation en général ainsi que par la respiration abdominale.

La respiration abdominale ralentit notre fréquence respiratoire et dirige l'air vers la base de nos poumons, c'est-à-dire vers le diaphragme. Cela diminue les tensions musculaires et équilibre l'acidité de notre sang. De plus, la respiration abdominale favorise la cohérence cardiaque. Ce phénomène, très bien documenté par la médecine moderne, suppose non seulement que notre système nerveux autonome soit sensible à nos émotions, mais qu'en retour nos organes puissent eux aussi communiquer avec notre cerveau et en modifier le fonctionnement[103]. Dans les états de stress, sous l'influence du système sympathique, notre cœur bat de façon anarchique. Il accélère et ralentit sans patron précis, l'intervalle entre deux battements n'étant jamais le même. Cet état est associé à de multiples problèmes de santé que l'on attribue classiquement au stress, comme l'insomnie, la dépression, la fatigue, les maladies cardiaques et l'hypertension[98]. Lorsque le cœur entre en cohérence, dans les états de bien-être ou lorsqu'on évoque par exemple une émotion positive[104], les accélérations et les ralentissements sont alors progressifs et prévisibles comme une onde régulière qui monte et qui descend sur l'eau. La respiration et la tension artérielle se synchronisent également sur ces variations régulières.

Il est possible avec de l'entraînement de faire entrer le cœur en cohérence, par exemple en pratiquant la respiration abdominale. La cohérence cardiaque apporte de nombreux bénéfices pour la santé et nous aide à affronter les aléas de la vie. Comme dans la méditation yogique, la paix vient de l'intérieur et non d'une situation extérieure favorable. On observe chez les personnes qui pratiquent la cohérence cardiaque de meilleures performances cérébrales, des réponses plus précises et plus rapides lors d'épreuves neuropsychologiques, une diminution des palpitations de 47 à 25 %, de la sensation d'épuisement de 50 à 12 %, des douleurs diverses de 30 à 6 %, de l'anxiété de 33 à 5 % et de l'insomnie de 34 à 6 %[98].

ANXIÉTÉ ET HYPERVENTILATION CHRONIQUE

Plusieurs psychologues et psychiatres estiment que la respiration abdominale est indispensable au traitement de l'anxiété[106]. Ainsi, par la pratique de la respiration abdominale, 7 patients sur 10 notent une disparition de leur anxiété sans prendre de médicaments, 25 % ont des symptômes persistants occasionnels qu'ils contrôlent grâce à la respiration abdominale au besoin et 5 % seulement ne voient aucun changement[105].

FATIGUE, DOULEUR ET HYPERVENTILATION CHRONIQUES

Les syndromes de fatigue chronique et d'hyperventilation chronique ont plusieurs symptômes en commun : fatigue,

L'HYPERVENTILATION CHRONIQUE EN SYMPTÔMES

Respiration thoracique
La personne gonfle sa poitrine et parfois lève les épaules à chaque respiration. Elle soupire et bâille fréquemment. La mode nous encourage à rentrer notre ventre ou à porter des vêtements serrés qui incitent à utiliser les muscles du cou et du haut de la cage thoracique pour respirer. Cette respiration dite thoracique se caractérise par un gonflement exagéré de la poitrine et une chute du gaz carbonique dans le sang. La respiration normale est plutôt abdominale. Dans ce cas, la contraction des diaphragmes attire nos poumons vers le bas et les gonfle. Cette respiration provoque un léger bombement du ventre et entraîne de meilleurs échanges gazeux, car l'air est surtout dirigé vers la base des poumons. Regardez un bébé respirer, vous serez convaincu.

Fatigue, faiblesse, épuisement
Conséquences des tensions musculaires et du fait que la respiration thoracique est en soi fatigante.

Douleurs thoraciques
Le plus souvent causées par l'utilisation excessive des articulations entre les côtes et le sternum. Rarement mais parfois angineuses à la suite du spasme d'une artère coronaire ou de problèmes de reflux gastro-œsophagien.

Sensation de manque d'air
Sensation paradoxale qui persiste souvent après un exercice léger associée à la respiration thoracique et à la chute du gaz carbonique.

Étourdissement (tête légère), vision trouble, céphalées
Résultat du manque d'oxygénation du cerveau causé par la vasoconstriction des vaisseaux sanguins.

Boule dans la gorge, difficultés à avaler, toux sèche
Résultat de l'assèchement de la gorge et des voies aériennes causé par la respiration buccale souvent associée à la respiration thoracique.

Douleurs et crampes musculaires, tremblements, spasme carpopédal (mains et pieds), engourdissement des mains et des lèvres
Causés par la vasoconstriction des vaisseaux sanguins et la diminution de l'oxygène dans les muscles et les nerfs.

Tension, anxiété, palpitations, insomnie
Conséquences de l'activation du système nerveux sympathique[105].

épuisement, douleurs musculaires, céphalées, concentration diminuée. L'équipe du Dr Bogaerts a étudié le rôle de l'hyperventilation chez les patients présentant de la fatigue chronique[51]. Ces chercheurs ont constaté chez les patients avec fatigue chronique une chute du gaz carbonique typique de l'hyperventilation chronique. La chute de gaz carbonique était moins prononcée pendant la relaxation et l'imagerie mentale positive caractérisée par l'acceptation du problème de fatigue chronique et de ses conséquences, alors qu'elle s'aggravait pendant l'imagerie mentale négative caractérisée par des sentiments hostiles face à la fatigue chronique. L'imagerie mentale négative était aussi associée à une augmentation des symptômes des patients.

La fatigue est peut-être un facteur protecteur dans un environnement extrême comme la haute montagne, mais

TRAITEMENT DE L'HYPERVENTILATION CHRONIQUE

Être à l'écoute de son corps et de sa respiration
Les soupirs, les bâillements, l'utilisation des épaules lors de l'inspiration signalent que nous sommes possiblement hyperventilés. Ces signes doivent allumer une petite lumière et attirer notre attention sur notre respiration afin revenir rapidement à une respiration abdominale.

Relaxation
Reconnaître les situations associées à la respiration thoracique afin d'adopter une position confortable, assise ou couchée, propice à la relaxation des muscles du cou et de la cage thoracique et à la réalisation de nos exercices de respiration abdominale.

Respiration abdominale ou diaphragmatique
Le diaphragme est un muscle que nous pouvons contrôler comme tout autre muscle. Cela demande cependant de la pratique, 10 minutes 2 ou 3 fois par jour. Au fil du temps, la respiration diaphragmatique deviendra naturelle et vous aidera dans les moments de stress à réduire l'influence que vos émotions exercent sur votre corps. Cette technique est expliquée plus en détail dans le chapitre intitulé « Des actions qui profitent à tous ».

elle est aussi un facteur qui peut nuire à notre qualité de vie et à notre santé. Lorsqu'on est fatigué, on manque de concentration, de vigilance et de motivation durant la journée. De plus, on est moins porté à travailler sur sa forme physique et son alimentation. La documentation scientifique reste très divisée en ce qui concerne les meilleurs traitements contre la fatigue. Parmi les habitudes les plus intéressantes pour combattre la fatigue, on retrouve la respiration abdominale décrite plus tôt[51], le yoga et la méditation[107][108], l'exercice physique (20 minutes 3 fois par semaine)[109], une saine alimentation et dans certains cas la thérapie cognitive comportementale.

Conseils

- Il est important de différencier la fatigue (sensation pénible, manque d'énergie suivant un effort physique ou intellectuel excessif) de la somnolence (besoin de dormir).
- Bien que dans la grande majorité des cas il n'y ait pas de cause identifiable à la fatigue chronique, il est important d'en discuter avec son médecin.
- L'exercice physique régulier, la respiration abdominale, le yoga et la méditation peuvent nous aider à combattre la fatigue.

QUATRIÈME PARTIE

Sommeil et montagne

« Le vrai repos n'existe pas en montagne »

— Témoignage de l'explorateur Bernard Voyer

Nous voici au chapitre sur la montagne. Maintenant, ce n'est plus mot à mot que nous allons parcourir les propos de l'auteur, mais bien pas à pas. Sans perdre le souffle, j'aimerais d'abord vous emmener avec moi dans cet univers merveilleux qu'est la montagne.

En l'approchant, on découvre rapidement qu'elle s'impose, qu'elle coupe l'horizon, qu'elle nous oblige à regarder vers le haut. Tout de suite, elle nous propose une multitude de faces, de parois, d'arêtes et autant de défis. Immobile, elle nous incite à voir ; silencieuse, elle nous enseigne. Simplement être à son pied est un privilège, un moment inspirant qui s'inscrira dans notre mémoire. Jamais la lassitude de l'observer ne s'installe et toujours nous rêvons de la revoir. S'en approcher suppose d'aller un peu plus haut, de prendre de l'altitude et là apparaît le prix à payer pour marcher sur ses premières pentes. Le cœur qui bat, l'essoufflement, le pas lent, la digestion délicate et le sommeil perturbé deviennent les premiers obstacles à franchir pour espérer toucher les parois et accéder aux glaciers. Alors, les questions se bousculent aussi vite que le rythme cardiaque... « Moi qui suis en forme, que se passe-t-il ? » Nous ne faisons pas partie de ces peuples qui vivent et qui ont toujours vécu en altitude. Leur acclimatation est phénoménale, nous voulons être comme eux, mais...

Il est difficile de décrire les purs moments de paix que procure la montagne. Cette plénitude, retrouvée à l'occasion d'une incursion dans de magnifiques lieux, s'accompagne ici d'un effort long et constant. Le vrai repos n'existe pas en montagne, car l'altitude et ses efforts sont continus. Cela explique peut-être ce fort sentiment de satisfaction à dépasser les nuages et à porter son regard sur des horizons infinis. Peut-être aussi que la vie y étant plus fragile devient plus précieuse et que la rencontre se transforme immédiatement en amitié pour ceux qui partagent votre cordée. Peut-être aussi que l'air est le plus pur qui soit, et que notre trace est vite balayée par le vent. Je demeure convaincu que l'altitude donne de la profondeur à l'âme, que l'être humain devient meilleur en côtoyant les inaccessibles cimes. Elles sont si grandes et nous sommes si petits.

Quelques années après mon ascension de l'Everest, je suis retourné jusqu'au pied de «ma» montagne. Cela coïncidait avec le 50e anniversaire de l'historique victoire de Sir Edmund Hillary. Il y était. J'avais eu l'occasion de lui rendre visite chez lui en Nouvelle-Zélande, j'en suis encore bouleversé. Un groupe d'amis m'accompagnait pour ce trek et Pierre Mayer était l'un d'eux. Quel plaisir de le voir contempler le toit du monde, mais surtout d'observer ce scientifique scruter chacun de nos essoufflements, s'intéresser à notre sommeil et chercher à mieux comprendre ce qui peut pousser l'alpiniste à vouloir aller encore plus haut.

Depuis quelques décennies, la science découvre les réponses. Les recherches furent difficiles à mettre en place. L'auteur, mon ami, nous dévoile des informations pertinentes et judicieuses. Je connais le Dr Mayer depuis près de 15 ans. Je vais vous avouer que ce n'était pas avec joie que j'ai finalement accepté le conseil de Nathalie, ma femme, de consulter un pneumologue à mon retour de l'Everest afin de m'assurer que tout allait bien. J'étais certain qu'on allait m'insérer des tubes et autres instruments jusqu'au plus profond des poumons... Il n'en fut rien, heureusement.

Dorjee m'accompagnait. Celui qui avait levé ses bras au ciel avec moi quelques semaines auparavant. Cet ami, cet illustre sherpa, avec ses six réussites à l'Everest, avait la mauvaise habitude de fumer... Oui, oui, fumer ! Pour lui, c'était un signe de réussite, d'accomplissement, de liberté même... Comme il ne parlait pas français, j'en ai profité pour demander au Dr Mayer de le convaincre d'arrêter de fumer. Ce qui fut dit fut fait... sans toutefois réussir à décider Dorjee à écraser.

En quittant le laboratoire, je demandai à Dorjee : «*Dr Mayer is nice, isn't he ?*» Il me répondit : «*Yes, nice guy, but not about cigarettes !*»

Bernard Voyer

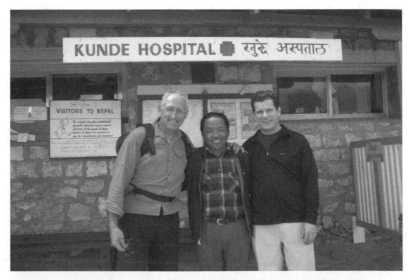

Lors de notre passage au Népal en 2003, pour le 50e anniversaire de la première ascension de l'Everest par le Néo-Zélandais Edmond Hillary et le sherpa Tenzing Norgay, nous tenions à donner des médicaments au Dr Kami Temba Sherpa, premier médecin népalais originaire de cette région isolée de la vallée de l'Everest (Kumbu). Cette clinique a d'ailleurs été fondée par Sir Edmond Hillary. Ce jour-là, une fillette de 10 ans était hospitalisée pour une grave pneumonie. Le Dr Temba, entre Bernard Voyer à gauche et moi à droite, m'a remercié pour les médicaments et m'a invité à venir examiner la fillette avec lui. «Ce n'est pas tous les jours que nous avons la chance d'avoir un pneumologue», m'a-t-il dit.

Le décalage des hauteurs

Que la montagne est belle...
Jean Ferrat

Nous voyageons plus et toujours plus haut. Les villes de haute altitude comme La Paz (3660 m) en Bolivie, Cuzco (3400 m) au Pérou, Lhassa (3490 m) au Tibet, autrefois considérées comme exotiques et presque inaccessibles, sont maintenant des destinations courantes où l'on tient même des congrès scientifiques et des compétitions sportives. Plusieurs grandes capitales du monde sont aussi en altitude. La Paz, la championne, est une des seules villes au monde où les riches vivent en bas de la montagne, à 3020 mètres, parce qu'on y respire et dort mieux que sur le plato El Alto,

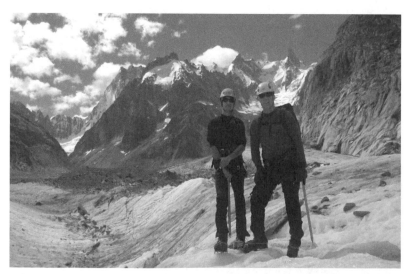

La pratique de la montagne me permet d'être beaucoup plus précis et pertinent lorsque je conseille des patients qui désirent pratiquer cette activité. Elle est aussi une occasion de rapprochement familial et de dépassement, comme devant la Dent du Géant, au fond à droite, en compagnie de mon fils Louis-Philippe. Nous sommes dans la Vallée Blanche, dans le massif du Mont-Blanc, en France.

à 4000 mètres, où sont construits les quartiers défavo-risés. Parmi les capitales les plus hautes figurent aussi Quito (2850 m) en Équateur, Bogotá (2640 m) en Colombie et Addis-Abeba (2355 m), siège de l'Union africaine, en Éthiopie. La seconde position aurait dû revenir à Lhassa, mais depuis l'annexion du Tibet par la Chine, on ne peut plus considérer cette ville comme une capitale.

Les gens se rendent aussi sur ces lieux pour le travail ou comme point de départ pour des voyages d'aventure ou des collectes de fonds. Ce sera souvent leur premier contact avec l'altitude. Il est probable qu'à la descente de l'avion à La Paz ou du train approvisionné en oxygène qui relie la Chine au Tibet, ils n'auront jamais trouvé l'attente aux douanes si fatigante et leurs bagages si lourds. Ils souffriront non pas du décalage horaire, mais du décalage des hauteurs. Ils auront peine à comprendre pourquoi le douanier et le préposé aux bagages n'ont pas l'air essoufflés.

Vous vous demandez probablement pourquoi discuter de ce sujet dans un livre sur le sommeil. D'abord, parce que l'altitude perturbe le sommeil autant que les capacités physiques et aussi parce que le sommeil est un très bon témoin de votre acclimatation à l'altitude. En montagne, l'acclimatation est une affaire de survie. D'ailleurs, les pro-blèmes de sommeil et la fatigue sont parmi les principaux symptômes du mal des montagnes.

Quand Hergé a publié son célèbre *Tintin au Tibet*, dans les années 1950, seulement quelques centaines de personnes par an se rendaient au camp de base de l'Everest, lieu du dénouement de son intrigue. Aujourd'hui, plus de 20 000 randonneurs s'y rendent chaque année. Hergé parlait du mal des montagnes dans sa bande dessinée, mais, à l'époque, les médecins et la communauté du voyage s'intéressaient peu à ce sujet. On dénombrait alors 1 décès par 700 randonneurs se rendant au camp de base de l'Everest. Grâce à une meilleure connaissance de la montagne et du mal des montagnes, le taux de décès a diminué de 1 sur 700 à 1 sur

20 000. C'est encore trop si l'on considère que ces décès pourraient toujours être évités.

L'ACCLIMATATION

On ne peut s'acclimater à vivre sous l'eau et la haute montagne est le seul environnement extrême que l'homme peut apprivoiser. À partir de 2000 mètres, on commence réellement à sentir le manque d'oxygène. La respiration et la fréquence cardiaque s'accélèrent. La tension artérielle augmente, surtout à l'effort, tout comme la pression dans les vaisseaux sanguins de nos poumons (hypertension pulmonaire). Cette hypertension pulmonaire est dommageable, car elle diminue l'efficacité du cœur à pomper le sang et favorise la sortie d'eau des vaisseaux sanguins vers le poumon (œdème pulmonaire). Ce n'est pas le seul facteur négatif. En fait, l'augmentation de la respiration (hyperventilation), tant sur le plan du rythme que de la quantité d'air inspiré, favorise l'entrée d'oxygène dans le sang, mais aussi le rejet de gaz carbonique. Cela perturbe l'acidité du sang (voir le chapitre précédent sur l'hyperventilation) et cause des arrêts respiratoires (apnée) pendant le sommeil, qui font diminuer encore plus le taux d'oxygène dans le sang. Le métabolisme de l'eau est également modifié, favorisant l'apparition d'œdème, de gonflement au niveau du visage et des extrémités.

L'acclimatation va permettre à notre corps de gérer ces changements progressivement et en douceur. L'acclimatation ou le processus d'accommodation cardiaque et pulmonaire débute dès la première minute en altitude. On constate que le pouls s'accélère et que la respiration augmente. Après quelques heures, le cœur ralentit mais la respiration restera élevée pendant tout le séjour en altitude. Les reins, de leur côté, augmentent la production d'urine et la sécrétion de bicarbonates pour équilibrer l'acidité du sang et diminuer l'œdème. Le rein augmente également la production de l'EPO (érythropoïétine) pour augmenter la quantité d'hémoglobine dans le sang. Cette augmentation progressive ne sera vraiment utile qu'au bout de 10 jours et maximale qu'après 3 ou 4 semaines. Comme l'hémoglobine transporte l'oxygène dans l'organisme, son augmentation va compenser en partie la diminution de l'oxygène dans l'air. L'altitude ou les tentes hypoxiques sont souvent utilisées par les athlètes de compétition pour augmenter leur taux d'hémoglobine et leur performance sans avoir recours à l'injection d'EPO, qui est interdite.

Le mal des montagnes

Près de 50 % des gens exposés à une altitude de plus de 5000 mètres souffrent de ce qu'on appelle le *mal des montagnes*. Il s'agit d'une condition clinique caractérisée par des **maux de tête**, des **étourdissements**, une **perte d'appétit**, des **nausées**, des **difficultés de sommeil** et une

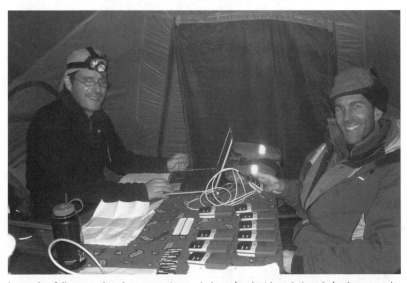

Lorsqu'on fait une recherche en montagne, la journée n'est jamais terminée. Au cours de cette étude au Kilimandjaro, nous devions tous les soirs transférer dans l'ordinateur les données des appareils servant à mesurer l'oxygénation des participants (saturomètres). Le transfert terminé, nous retournions vers les tentes, bien souvent pour réveiller les grimpeurs afin de leur réinstaller l'appareil. On peut reconnaître sur la photo Stéphane Lessard, à droite, et moi, à gauche.

grande fatigue. Le mal des montagnes peut survenir dès 2500 mètres d'altitude. C'est l'altitude à laquelle la plupart des avions de ligne sont pressurisés. Causé par le manque d'oxygène, le mal des montagnes peut progresser, s'il n'est pas reconnu et traité rapidement, vers des formes beaucoup plus graves qui résultent de l'accumulation d'eau dans les poumons (**œdème pulmonaire**) ou dans le cerveau (**œdème cérébral**).

Normalement, les vaisseaux sanguins sont étanches et retiennent le sang, qui est composé majoritairement d'eau. Sous l'effet du manque d'oxygène, les cellules qui tapissent l'intérieur de nos vaisseaux sanguins souffrent et se séparent les unes des autres, laissant sortir l'eau vers les tissus, ce qui cause de l'œdème ou de l'enflure. Dans le cerveau, les conséquences de l'œdème sont très graves, car cet organe, pris à l'intérieur de la boîte crânienne, ne peut grossir. Il va s'ensuivre une augmentation de la pression intracrânienne, de violents maux de tête et des vomissements, des difficultés à marcher, puis une diminution de l'état de conscience. La mort survient en quelques heures.

La diminution de l'oxygène entraîne également une augmentation de la pression dans nos vaisseaux sanguins pulmonaires (hypertension pulmonaire), provoquant la sortie de l'eau vers les alvéoles où se font les échanges gazeux entre l'air et le sang. C'est dans ces alvéoles qu'en temps normal on capte l'oxygène et rejette le gaz carbonique. L'œdème pulmonaire nous empêche donc d'aller chercher le peu d'oxygène disponible dans l'air et aggrave le problème d'oxygénation. On a alors une sensation marquée d'essoufflement, même au repos. La respiration est bruyante, les lèvres sont bleues et on peut présenter des crachats teintés de sang. Comme l'accumulation d'eau dans le cerveau, l'accumulation d'eau dans les poumons peut être fatale.

Il est essentiel de connaître les symptômes du mal des montagnes, car il est possible d'éviter sa progression. Les **principaux facteurs associés au mal des montagnes** sont l'altitude du lieu de sommeil, la vitesse d'ascension, l'effort physique et la prédisposition personnelle. Nous pouvons exercer un certain contrôle sur l'altitude à laquelle nous dormons, la vitesse de notre ascension ainsi que la prévention des efforts physiques non essentiels. Cependant, il nous est encore difficile d'évaluer la prédisposition individuelle au mal des montagnes.

Notre recherche réalisée au Kilimandjaro en 2007 s'intéressait justement à la prédisposition individuelle au mal des montagnes. Grâce à un nouveau capteur collé sur le front des grimpeurs, nous pouvions mesurer la quantité d'oxygène dans le sang 24 heures sur 24, tant à l'effort qu'au cours du sommeil. Notre recherche a mis en lumière que la chute la plus importante de la quantité d'oxygène dans le sang survient pendant le sommeil, encore plus qu'à l'effort. Cette chute de l'oxygénation est en partie causée par l'apnée centrale du sommeil liée à l'altitude (voir la section sur l'apnée centrale).

Rappelons qu'il existe deux formes d'apnée du sommeil, l'apnée centrale et l'apnée obstructive. L'apnée obstructive est causée par l'affaissement du pharynx, alors que dans le cas de l'apnée centrale, c'est le cerveau qui n'envoie plus la commande ou la directive de respirer à nos muscles. Cette réaction complexe et inappropriée est le résultat de l'hyperventilation et du manque de gaz carbonique dans notre sang. Seule une lente acclimatation peut mini-miser ce problème. La prise d'un médicament, le Diamox (acétazolamide), peut aider, mais elle ne remplace jamais l'acclimatation.

> *Donnez-moi, donnez-moi de l'oxygène...*
> Diane Dufresne/Luc Plamondon

Au niveau de la mer, nous vivons au fond d'un océan d'air. Le poids exercé par l'air rapproche les molécules d'oxygène les unes des autres. Lorsqu'on s'élève en altitude,

il y a moins d'air au-dessus de nous, la pression atmos-
phérique diminue et les molécules d'oxygène s'éloignent
les unes des autres. Ceci a pour effet de diminuer la quantité
d'oxygène disponible à chaque respiration. Ainsi, au sommet
du Kilimandjaro, à 5885 mètres d'altitude, il y a 2 fois moins
d'oxygène par volume d'air inspiré qu'au niveau de la mer.
Au sommet du mont Everest, à 8850 mètres, c'est 3 fois
moins. Il faut donc respirer plus, deux, trois fois, voire encore
davantage, pour avoir assez d'oxygène pour accomplir une
activité que l'on réalisait sans peine au niveau de la mer. Cette
augmentation de la respiration se fait en prenant des
inspirations plus profondes et plus rapprochées. Par exemple,
au repos sur le bord de la mer, nous respirons en moyenne
8 fois par minute en inspirant chaque fois environ 500 ml
d'air. À 8300 mètres, des chercheurs ont mesuré qu'un
alpiniste respirait en moyenne 86 fois par minute en inspirant
un volume d'air de 1,26 litre à chaque respiration. Cela
donne une ventilation de 107 litres par minute, soit 26 fois
plus qu'au repos sur le bord de la mer. À cette altitude,
presque la totalité de l'énergie disponible est utilisée pour
respirer, le reste… pour marcher.

En effet, plus nous montons en altitude, plus nos capacités
physiques diminuent. La capacité physique maximale d'un
individu, souvent appelée VO_2max, correspond à l'effort
maximal qu'il est capable de réaliser lors d'un test de quelques
minutes. Cette capacité dépend beaucoup de la génétique,
de l'âge et du poids de la personne, et à un moindre degré
de son entraînement.

En revanche, avec l'entraînement, il devient possible de
maintenir un effort substantiel, près de sa VO_2max, pour
de longues périodes sans se fatiguer. C'est ce que nous
appelons le *seuil ventilatoire* ou *seuil anaérobique*, c'est-à-
dire l'effort à partir duquel le corps commence à produire
de l'acide lactique et à se fatiguer. C'est le seuil ventilatoire
qui distingue le plus une personne en forme d'une personne
sédentaire.

Pour une même VO_2max de départ et un même effort, par exemple monter une pente abrupte, la personne en forme qui a un seuil ventilatoire élevé aura une fréquence cardiaque moindre et ne se fatiguera pas, alors que la personne sédentaire sera au-delà de son seuil ventilatoire, plus près de sa fréquence cardiaque maximale, et ne pourra maintenir cet effort que quelques minutes.

Tout cela est particulièrement important au niveau de la mer où l'oxygène, notre carburant, n'est pas limité, mais la situation change dramatiquement en altitude. En général, à partir de 1300 mètres, notre capacité physique maximale ou VO_2max diminue de 1 % pour chaque tranche de 100 mètres d'élévation additionnelle. Ainsi, au camp de base de l'Everest ou au sommet du Kilimandjaro, notre capacité maximale n'est plus qu'à 60 % de ce qu'elle était au niveau de la mer, et au sommet de l'Everest, elle tombe à 20 % de cette valeur.

En haute montagne, c'est la quantité d'oxygène disponible et nos capacités génétiques d'adaptation à l'altitude qui déterminent principalement ce que nous pourrons réaliser. Plus la capacité physique est élevée au niveau de la mer, plus la chute sera proportionnellement grande en altitude. Ainsi, un marathonien qui a des capacités physiques deux fois supérieures à une personne sédentaire et qui arrive à La Paz, à 3600 mètres, verra sa capacité maximale diminuer non pas de 15 % comme une personne sédentaire, mais de 30 %. Il ressentira donc plus durement la perte de capacité associée à l'altitude et au manque d'oxygène. Il devra être prudent pendant la période d'acclimatation pour ne pas faire d'effort trop intense ou vouloir reproduire ce qu'il pouvait faire au niveau de la mer.

J'ai observé ce phénomène à plusieurs reprises. Les premiers au niveau de la mer, c'est-à-dire ceux qui ont la meilleure capacité physique, se retrouvent parfois les derniers en montagne parce que leur acclimatation n'est pas aussi bonne ou aussi rapide que celle des autres. De plus, les personnes en bonne condition physique ont tendance, en montagne comme ailleurs, à faire des efforts plus grands que les gens sédentaires, ce qui entraîne des chutes plus grandes de la quantité d'oxygène dans le sang et nuit à leur acclimatation.

Récemment, un de mes amis voulait quelques conseils avant de partir pour le camp de base de l'Everest, altitude de 5400 mètres. Ce véritable athlète venait de faire un triathlon Ironman, soit 3,86 km de natation, 180,25 km de vélo et 42,2 km de course à pied au cours de la même journée. Voici ce que je lui ai dit : « Comme tu as l'habitude d'être toujours le premier, tu vas te mettre à la queue du groupe et y rester jusqu'au camp de base. Après, tu redescendras à la vitesse que tu désires. Cela va t'éviter de faire de trop grands efforts et favoriser une bonne acclimatation. » Eh bien, il ne m'a pas écouté ! Il a passé les premiers jours en tête du groupe, s'est très mal acclimaté et a dû redescendre avant d'arriver au camp de base, alors que plusieurs personnes de son groupe, beaucoup moins en forme que lui, ont fait l'aller-retour sans problème. Il a d'ailleurs trouvé sa dernière journée à 5000 mètres plus difficile et douloureuse que son triathlon Ironman.

Même si l'entraînement physique n'aide pas l'acclimatation, il n'en demeure pas moins que l'idéal en montagne est d'avoir une excellente forme physique et de bonnes capacités d'adaptation. Le plus important ensuite est de réaliser une montée progressive qui respecte les règles que nous allons voir un peu plus loin.

La plupart des alpinistes professionnels ont des VO_2max correctes au niveau de la mer, les situant dans la moyenne des gens en forme. Ils se distinguent cependant par un bagage génétique particulier[110]. Ils possèdent des gènes qui augmentent leur réponse ventilatoire au manque d'oxygène, c'est-à-dire que pour une diminution donnée de la quantité d'oxygène, ils sont capables d'augmenter leur respiration de façon plus appréciable que la moyenne des gens. Cela favorise une meilleure oxygénation tout en diminuant leur risque d'hypertension pulmonaire, ce qui donne au bout du compte de meilleures capacités physiques en altitude.

J'ai été fasciné d'apprendre que les premières recherches faites dans les années 1940[111] avaient prédit que l'Everest ne serait jamais vaincu. Après l'ascension du Néo-Zélandais Sir Edmund Hillary et du sherpa Tenzing Norgay en 1953, les scientifiques ont refait leurs devoirs pour conclure qu'ils avaient sous-estimé l'impact de l'utilisation de bouteilles d'oxygène par Hillary et Norgay.

Après de nouvelles recherches en 1961, ils concluaient que l'Everest ne serait jamais vaincu sans l'utilisation de bouteilles d'oxygène. Les alpinistes Reinhold Messner et Peter Habeler prouvèrent le contraire en 1978. Pour comprendre leur erreur, les mêmes scientifiques réalisèrent en 1981 un autre projet, cette fois sur l'Everest avec de véritables alpinistes comme cobayes. La conclusion fut fort simple : ils ne s'étaient pas trompés en 1961, c'était plutôt le choix de leurs sujets qui avait posé problème. En effet, pour leurs premières recherches, réalisées en laboratoire, ils avaient choisi des sujets qui n'étaient pas des alpinistes professionnels et qui n'avaient probablement pas le bagage génétique pour aller si haut. L'étude de 1981 a simplement montré que les véritables alpinistes ont une VO_2max en altitude légèrement supérieure à celle des sujets de 1961, leur permettant de parcourir les derniers mètres vers le sommet, exploit que ces scientifiques croyaient impossible.

Même si la très haute montagne n'est pas accessible à tous, une bonne acclimatation peut permettre à presque tout le monde en bonne santé, sans problèmes cardiopulmonaires, d'atteindre des altitudes de 5000 ou 6000 mètres en toute sécurité.

Puis-je monter le Kilimandjaro, docteur?

Oui, mais... Saviez-vous que deux randonneurs en santé meurent chaque mois sur les pentes du Kilimandjaro parce que leur acclimatation n'a pas été adéquate ou qu'ils ont minimisé les risques associés au mal des montagnes? Il est essentiel avant de partir en montagne de se poser quelques questions sur sa motivation, sur son état de santé et sur sa condition physique. Il est bon d'en parler à son médecin, surtout si on est atteint d'une maladie chronique cardio-vasculaire ou pulmonaire, de l'apnée du sommeil ou du diabète. Après 45 ans, il est utile de faire un électrocardiogramme à l'effort, surtout si on présente des facteurs de risque comme le tabagisme ou un taux élevé de mauvais cholestérol ou de triglycérides.

Le contexte du voyage est également important. Selon une étude anglaise, qui avait été présentée à un colloque au Lac Louise en Alberta, le simple fait de participer à une collecte de fonds double le risque d'avoir des problèmes reliés à l'altitude. La raison en est simple: pour diminuer les coûts et favoriser la participation des gens d'affaires, les ascensions sont souvent trop rapides et ne permettent pas une acclimatation adéquate. La pression du groupe encourage aussi les gens à continuer, alors que dans d'autres circonstances ils auraient simplement pris une journée de repos, puis évalué la pertinence de s'arrêter ou de continuer selon leur condition. Seulement 30 % des randonneurs qui font l'ascension du Kilimandjaro en 5 jours en verront le sommet. Souvent, ils n'en profiteront même pas, à cause des nausées, vomissements et maux de tête qui accompagnent une montée aussi rapide. À l'inverse, 90 % des personnes qui font l'ascension en 10 jours verront le sommet et en profiteront.

ANTÉCÉDENTS MÉDICAUX ET HAUTE ALTITUDE (> 3000 MÈTRES)

Contre-indications absolues

Condition	Remarques particulières
Maladie coronarienne symptomatique	Peu importe l'acclimatation, le manque d'oxygène va augmenter la sévérité de ces maladies et risque de provoquer des complications graves pouvant entraîner la mort du participant.
Hypertension artérielle non contrôlée	
Insuffisance cardiaque, rénale ou respiratoire	
Hypertension artérielle pulmonaire	
Anémie falciforme sévère	
Antécédents d'ischémie cérébrale transitoire	

Contre-indications relatives nécessitant un avis médical

Condition	Remarques particulières
Maladie cardiaque stable et asymptomatique (angor, hypertension artérielle sévère, arythmies, infarctus, foramen ovale perméable)	La présence d'un foramen ovale perméable augmente le risque de faire un œdème pulmonaire, la prudence est de mise.
Épilepsie	Augmente le risque de crise.
Migraines avec aura	Augmente le risque d'avoir le mal des montagnes.
Maladie pulmonaire stable et peu symptomatique (asthme, emphysème, bronchite chronique)	L'air froid et sec peut augmenter le risque de faire une crise d'asthme. Il est important d'être bien contrôlé et d'apporter un crayon d'adrénaline (Epipen) avec soi.
Apnée obstructive du sommeil	La prise de Diamox est recommandée ainsi que l'utilisation d'un substitut au CPAP (ceinture positionnelle, orthèse d'avancement mandibulaire ou valve Provent).

Contre-indications relatives nécessitant un avis médical *(suite)*	
Condition	**Remarques particulières**
Trouble de coagulation (antécédent de phlébite, embolie pulmonaire, prise d'un anticoagulant)	Un séjour de plus de trois semaines augmente le risque de faire une thrombose. Les changements de l'alimentation et la prise de médicaments risquent de perturber l'efficacité de certains anticoagulants comme la warfarine. De plus, le suivi de l'anticoagulation peut poser problème. Il est donc recommandé de remplacer la warfarine par un autre anticoagulant.
Antécédents psychiatriques	Le manque d'oxygène, le stress et l'épuisement physique fragilisent la stabilité émotionnelle de tous les participants. Il est important d'être stable avant de s'engager dans une telle aventure.
Antécédents d'œdème pulmonaire ou cérébral de haute altitude	Augmente le risque de récidive de plus de cinq fois.

Voir Richalet[112].

De plus, lors de notre recherche au Kilimandjaro, nous avons observé que ce sont les gens les moins prédisposés à l'altitude qui ont le plus bénéficié de l'acclimatation. En effet, après 10 jours d'acclimatation, la différence observée au laboratoire entre les personnes qui réagissaient le mieux et le moins bien à l'altitude avait presque disparu.

J'en suis un exemple vivant et j'espère l'être encore longtemps! Systématiquement, lors de nos recherches, je suis un des candidats qui a les moins bonnes prédispositions pour l'altitude. En mots simples, en altitude, mon taux d'oxygène dans le sang, c'est-à-dire ma saturation en oxygène, diminue beaucoup plus que celle des autres personnes. Cela ne m'a pas empêché de réaliser de nombreux voyages et ascensions avec succès. J'ai cependant constaté au fil de mes randonnées que je mettais plus de temps que les autres à m'acclimater et qu'il était important que je suive mon propre rythme. Cela a d'ailleurs impressionné ma conjointe lors de notre voyage au Pérou. Elle ne comprenait pas que je n'arrive pas à suivre son rythme au cours des premiers jours, alors qu'au niveau de la mer c'est elle qui a du mal à me suivre. Ainsi, lorsque je prépare un voyage, je mets beaucoup de soins à choisir l'itinéraire et à m'assurer qu'il respecte les règles d'une acclimatation optimale, tout en conservant la souplesse nécessaire pour m'ajuster si un pépin survenait.

Les enfants ne sont pas plus à risque de mal des montagnes que les adultes. Cependant, la haute altitude n'est pas recommandée avant 10 ans, car la maturité neurologique n'étant pas complète, on veut éviter les effets nuisibles que le manque d'oxygène pourrait avoir sur le cerveau. De plus, les jeunes enfants expriment plus difficilement ce qu'ils ressentent, et le mal des montagnes peut progresser beaucoup plus rapidement chez eux.

Les femmes et les gens souffrant de migraines sont également plus susceptibles de souffrir du mal des montagnes. Pour éviter les risques de thromboses veineuses associés à des voyages prolongés de plusieurs semaines en haute altitude, certains experts recommandent de cesser la prise des contraceptifs oraux pendant cette période.

Finalement, les gens qui ont déjà eu le mal des montagnes sont beaucoup plus à risque de l'avoir de nouveau s'ils retournent en altitude.

Pour prévenir le mal des montagnes, le **premier conseil** que je donne à mes patients est de choisir un itinéraire qui, au-dessus de 3500 mètres, monte d'environ 400 mètres par jour, l'important étant le lieu de sommeil. On peut monter plus haut au cours de la journée, et c'est même une bonne façon de s'acclimater, pourvu que l'on redescende pour dormir. De plus, tous les 1200 mètres, il est important de prendre une journée de repos. Paulo Grobel, alpiniste et guide professionnel de l'Himalaya, me confiait, lors de mon ascension du mont Blanc, qu'il avait adopté ces recommandations avec beaucoup de scepticisme alors que la mode est aux ascensions rapides avec de forts dénivelés allant jusqu'à 1800 mètres le dernier jour. Avec une ascension progressive autour de 300 mètres par jour, il a noté que les grimpeurs se sentaient beaucoup mieux et qu'un plus grand nombre atteignait le sommet. On se butte cependant souvent à des considérations financières et d'organisation du temps, par exemple : « Si je choisis une ascension du Kilimandjaro de cinq jours, j'aurai le temps de faire un safari. » Il faut toutefois être conscient des conséquences possibles.

Le **deuxième conseil** est de garder une vitesse de marche où votre essoufflement est à son minimum dans les circonstances, vous permettant de parler par exemple. Il est surprenant de constater que la forme physique est un facteur de risque pour le mal des montagnes. Non pas que la bonne forme physique nuise à l'acclimatation ; c'est plutôt une question d'attitude. Comme nous l'avons vu, les athlètes ont souvent le réflexe d'aborder la randonnée en haute altitude de la même façon que leur entraînement au niveau la mer, où se confirme l'adage « *no pain, no gain* », c'est-à-dire « sans souffrance, on ne s'améliore pas ». En montagne, c'est le contraire, il faudrait dire « *pain, no gain* ». Si nous poussons trop, notre taux d'oxygène diminue de façon plus importante. Nous entrons alors dans le cercle vicieux qui endommage nos vaisseaux sanguins et mène au mal des montagnes et à ses complications : l'œdème pulmonaire et cérébral.

J'ai été bouleversé, mais non surpris, par un courriel que j'ai reçu il y a quelques années. Un jeune homme dans la vingtaine me faisait le récit de son voyage en montagne (5400 mètres). Il m'y racontait que sa compagne, très athlétique, avait beaucoup plus de difficulté à faire les journées de marche et à maintenir le rythme que lui qui était plutôt sédentaire. Plus le temps passait, plus l'altitude augmentait, plus elle avait des maux de tête, des nausées et des vomissements. Elle voulait continuer, convaincue qu'elle se sentirait mieux le lendemain comme le veut le dicton «*no pain, no gain*». Lui était surpris de s'acclimater si bien et de marcher avec autant de facilité. Une nuit, alors que le calme était revenu dans leur tente, il constata avec effroi que sa compagne était morte, vraisemblablement d'un œdème cérébral.

Je pourrais vous citer d'autres histoires où les randonneurs les plus fringants les premiers jours ont été ceux qui ont eu le plus de problèmes en haut de la montagne. Il est primordial de respecter le rythme auquel notre corps s'acclimate à l'altitude et c'est un mythe de croire que notre entraînement va y changer quoi que ce soit. Cependant, une fois la période d'acclimatation terminée, ce sont les gens les plus en forme qui ont le plus de plaisir et qui vont le plus haut, car leur endurance musculaire est meilleure.

Avant de partir en montagne, il est judicieux d'avoir un entraînement mixte combinant des efforts de courte durée, mais très intenses, et des efforts de longue durée. Les efforts de courte durée nous aident à augmenter la capacité de nos muscles à accumuler du glycogène, un sucre facilement et préférentiellement utilisé en condition de manque d'oxygène, alors que les efforts de longue durée vont développer notre endurance. Il est très important de développer notre endurance physique et musculaire en faisant de longues randonnées de plusieurs heures et idéalement sur plusieurs jours, avec un sac à dos aussi chargé que celui que nous transporterons en montagne. Notre voyage ne sera pas ainsi gâché par des maux de dos, de genoux ou des douleurs cervicales causés par un manque d'entraînement au port d'un sac à dos chargé. Un bon endroit pour s'entraîner est le mont Washington, au New Hampshire, à trois heures de route de Montréal. L'altitude y est de 2000 mètres, le terrain accidenté et les gîtes très bien organisés.

Le **troisième conseil** concerne l'hydratation. Pour compenser la baisse du gaz carbonique dans le sang et équilibrer l'acidité du sang, les reins doivent excréter des

---

LE TEST EN HYPOXIE

L'épreuve en hypoxie permet d'évaluer les capacités génétiques ou personnelles d'adaptation à l'altitude. Elle a été développée en France par le professeur Jean-Paul Richalet. Elle consiste à réaliser un effort correspondant à 30 % de notre capacité maximale (VO_2max) en respirant un mélange de gaz appauvri en oxygène. Au lieu d'avoir une concentration d'oxygène normale de 21 %, le mélange en contient 11,5 %, ce qui équivaut à une altitude de 4800 mètres. Pendant le test, qui dure 15 minutes, on mesure la capacité du sujet à augmenter sa fréquence cardiaque et sa respiration, et on évalue l'importance de la chute d'oxygène dans le sang. Ce test est réalisé au CHUM depuis 2007 grâce au Dr Claude Poirier. Il est particulièrement utile chez les personnes qui ont déjà souffert du mal des montagnes, chez ceux qui feront un premier séjour en haute montagne et chez les gens qui présentent des risques particuliers comme une maladie cardiaque ou pulmonaire, et qui projettent de réaliser un vieux rêve comme celui d'aller au Népal. Les sujets qui ont une mauvaise performance lors du test ont un risque six fois plus élevé de souffrir du mal des montagnes[113]. Nous recommandons à ces personnes un programme d'acclimatation particulier et suggérons l'utilisation du Diamox en prévention.

---

bicarbonates dans l'urine. Pour réussir cette opération, il faut uriner, et pour uriner il faut maintenir une bonne hydratation, c'est-à-dire boire entre trois et cinq litres d'eau par jour, ou suffisamment pour que notre urine soit pâle et non concentrée. Il s'agit d'un élément important de l'acclimatation. En effet, si l'acidité de notre sang n'est pas équilibrée, notre cerveau nous empêche d'augmenter notre respiration pour éviter que l'hyperventilation aggrave l'alcalose respiratoire. Notre taux d'oxygène diminue alors et le risque d'avoir le mal des montagnes augmente.

QUE PENSER DES MÉDICAMENTS ?

Le médicament le plus connu et le plus utilisé en altitude est le **Diamox** (acétazolamide). Il s'agit d'un diurétique qui augmente l'excrétion des bicarbonates du sang dans l'urine. Il contribue par le fait même à normaliser l'acidité du sang, stimule la respiration et favorise l'acclimatation. Le Diamox diminue globalement de 44 % le risque de souffrir d'un mal des montagnes sévère. Il est particulièrement efficace chez les personnes ayant des antécédents de mal des montagnes, chez les jeunes, les femmes, les migraineux et ceux qui ont une mauvaise réponse pulmonaire au test en hypoxie ou qui doivent monter plus de 400 mètres par jour[113]. On recommande donc le Diamox à ces personnes et à ceux qui doivent se rendre rapidement à plus de 3000 mètres, par exemple s'ils arrivent en avion à La Paz, à Cuzco ou à Lhassa. On commence à prendre le Diamox la veille du départ et on continue jusqu'à l'atteinte de l'altitude maximale ou selon sa tolérance aux effets secondaires. Le Diamox peut aussi être pris lorsqu'on commence à présenter des symptômes du mal des montagnes, et ce, pendant quelques jours. Il faut alors demeurer très prudent et observer les symptômes avec vigilance. Chez les personnes présentant de l'apnée obstructive du sommeil, on recommande de prendre le Diamox pendant toute la durée du séjour en altitude.

Le Diamox a cependant de nombreux effets secondaires. Il peut entraîner des nausées, des maux de tête, de la diarrhée et des engourdissements des mains et des pieds. Comme ces symptômes ressemblent à ceux du mal des montagnes, il peut devenir difficile de distinguer le mal des montagnes des effets secondaires du médicament. Si ces symptômes surviennent, il est judicieux de cesser la médication et d'observer au cours des 24 heures qui suivent si la situation revient à la normale, auquel cas on peut continuer l'ascension. Si les symptômes progressent, il est plus prudent de redescendre. Il existe de multiples écoles de pensée au sujet du Diamox, mais sachez que même si son efficacité est prouvée pour prévenir le mal des montagnes, il ne protège pas nécessairement contre ses formes les plus sévères, soit l'œdème pulmonaire et cérébral. Rien ne remplace la prudence et l'expérience personnelle de la haute montagne. Une connaissance de soi se construit au fil de voyages successifs chaque fois un peu plus haut.

L'autre médicament qui doit faire partie de la trousse médicale du groupe ou du randonneur de haute altitude est le **Décadron** (déxaméthasone). C'est un anti-inflammatoire stéroïdien puissant qui aide à prévenir ou à traiter l'œdème cérébral. Des études montrent qu'il est également efficace pour l'œdème pulmonaire. Je recommande d'utiliser ce médicament seulement si l'on présente des signes sévères de mal des montagnes (vomissements, maux de tête résistant aux analgésiques usuels comme l'acétaminophène, étourdissements, troubles de la marche, diminution de l'état de conscience). Ce médicament sauve des vies, mais si la situation nécessite son utilisation, il est impératif de redescendre le plus vite possible et d'interrompre l'expédition, même si l'on se sent mieux après quelques heures. Avant d'arrêter de prendre le médicament, il est préférable de revenir à une altitude où l'on était bien préalablement, ou en dessous de 2000 mètres. L'arrêt du médicament à une altitude supérieure peut provoquer une récidive rapide et fatale de l'œdème cérébral.

Le dernier médicament à la mode et sur lequel on me pose souvent des questions est le **Viagra** (sildénafil), ou encore le **Cialis** (tadalafil). Ces médicaments dilatent les vaisseaux sanguins. Cet effet, utile pour la dysfonction érectile, est également bénéfique pour diminuer l'hypertension pulmonaire induite par le manque d'oxygène. L'hypertension pulmonaire favorise l'œdème pulmonaire, et nuit aussi au passage de l'oxygène de l'air vers le sang. Elle peut entraîner l'ouverture d'un petit trou dans le cœur, le foramen ovale, ce qui fait alors passer une partie du sang directement du cœur droit au cœur gauche en court-circuitant le poumon. Cela aura pour effet d'appauvrir encore plus le sang en oxygène. En diminuant l'hypertension pulmonaire, le Viagra et le Cialis améliorent l'oxygénation du sang et la fonction cardiaque et sont utiles dans le traitement et la prévention de l'œdème pulmonaire. Je ne recommande leur utilisation que sous supervision médicale pour traiter l'œdème pulmonaire relié à l'altitude, et non pour améliorer sa performance.

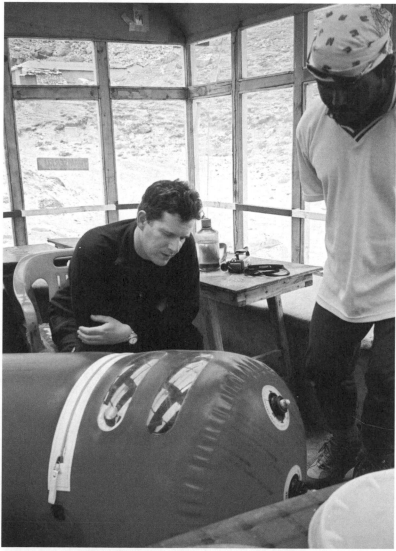

J'ai utilisé un caisson hyperbare portable pour traiter un sherpa souffrant d'œdème pulmonaire et cérébral à 5000 mètres d'altitude au Népal. Cet appareil sert à augmenter la pression de l'air et par le fait même la quantité d'oxygène. Il simule une descente instantanée d'environ 3000 mètres. Le sherpa qui est dans le sac n'était pourtant pas le premier venu. Il avait gagné le marathon de l'Everest l'année précédente. Pour l'édition 2003, il avait été retardé par des récoltes tardives et avait décidé de monter de 1500 mètres à 5400 mètres en seulement 2 jours. C'était trop vite, même pour un sherpa. Il a heureusement pu être sauvé et est venu prendre le thé à notre hôtel de Katmandou deux semaines plus tard.

Un sommeil qui n'est pas de tout repos !

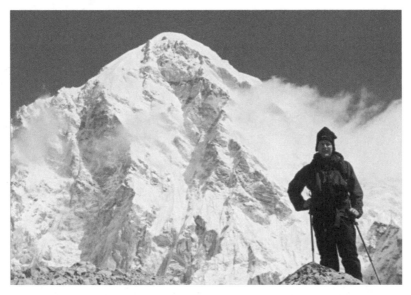

Cette formidable pyramide derrière moi est le Pumori, au Népal, altitude 7161 m. Son nom lui a été donné par George Mallory et signifie «Soeur non mariée» ou plus communément «Soeur de l'Everest». Elle est juste en face du camp de base de l'Everest (5400 m), d'où cette photographie a été prise.

En plus de causer l'éventail des symptômes du mal des montagnes, l'altitude nuit aussi au sommeil. Les nuits de l'alpiniste sont fragmentées de nombreux réveils, jusqu'à 120 par heure[114]. Imaginez, c'est comme si on vous réveillait toutes les 30 secondes ! Cela empêche le sommeil profond et les rêves, et provoque d'étranges phénomènes. Une journaliste et écrivaine, Maria Coffey, que j'ai rencontrée lors d'un congrès au Lac Louise où j'étais allé pour présenter les résultats de notre recherche au Kilimandjaro, m'a informé qu'elle écrivait un livre sur les rêves prémonitoires et les hallucinations que présentent les alpinistes en montagne. Notre conversation m'a amené à participer à son livre, *Explorers of the Infinite*[115]. Elle y relate l'expérience de différents alpinistes qui ont eu des hallucinations, visions d'animaux ou de personnes, ou qui ont rêvé à un accident comme une avalanche quelques jours avant l'événement.

Ces hallucinations et ces rêves prémonitoires sont selon moi les conséquences du manque de sommeil. Il n'est pas rare non plus que les résidents en médecine qui font de longues heures consécutives aient des hallucinations. Lorsqu'elles se produisent à l'endormissement, elles sont qualifiées d'*hypnagogiques*. Au réveil, on parle d'*hallucinations hypnopompiques*. Elles correspondent à des rêves éveillés et sont la conséquence d'un important manque de sommeil. Le cerveau veut rêver le plus vite possible, même avant de s'endormir…

Les rêves sont souvent le reflet de nos préoccupations du moment. Ainsi, lorsque j'étais étudiant, j'entendais mon téléavertisseur sonner alors qu'il n'en était rien. Le contenu des rêves des alpinistes sera ainsi en lien avec la montagne, ses dangers et son isolement. Ce qui explique probablement que l'on rêve d'avalanches un peu avant qu'elles se produisent et que plusieurs alpinistes ont décrit la présence de compagnons imaginaires pendant leur ascension en très haute altitude. Effet du manque d'oxygène ou de sommeil ? Probablement les deux.

Conseils

Pour être bien dans son sac de couchage en montagne :

- Se limiter à 400 mètres d'ascension par jour avec une journée de repos tous les 1200 mètres.
- Minimiser les efforts et éviter de se rendre directement à plus de 2750 mètres.
- Boire suffisamment (plus de quatre litres par jour), connaître les symptômes du mal des montagnes et descendre si ça ne va pas…

ÉVALUATION DU MAL DES MONTAGNES ET CONDUITE À TENIR	
Symptômes	**Pointage (1 à 3)**
Maux de tête (céphalées)	Légers (1), modérés (2), incapacitants (3)
Perte d'appétit, nausées, vomissements (V°)	Légers sans V° (1), modérés + V° (2), V° incapacitants (3)
Fatigue	Légère (1), modérée (2), incapacitante (3)
Étourdissements	Légers (1), modérés (2), incapacitants (3)
Insomnie	Légère (1), modérée (2), incapacitante (3)

Pour chaque symptôme, additionner le nombre de points équivalent.

Ex. : Céphalées (1 point) + insomnie légère (1 point) + vomissements (2 points) = 4 points. Un pointage de 3 ou plus signe la présence du mal des montagnes. Un symptôme incapacitant nous empêche de poursuivre au même rythme que les autres, ou n'est pas soulagé par une analgésie simple comme l'acétaminophène. Toujours considérer que le symptôme est en rapport avec le mal des montagnes et non causé par autre chose, comme l'alimentation ou le soleil. Ce système de pointage a été adopté au Lac Louise, en Alberta, en 1993.

ÉVALUATION DU MAL DES MONTAGNES ET CONDUITE À TENIR	
Condition	**Conseils**
Mal aigu des montagnes léger (2 à 4 points) Céphalées, nausées, étourdissements, fatigue après 12 h à > 2500 m	**Repos**, considérer un arrêt pour acclimatation **Analgésie simple** et **anti-nauséeux** (aspirine, acétaminophène, Gravol) Le **Diamox** est plus utile pour la prévention, mais pourrait être consommé à ce moment à la dose de 125 mg 2 fois par jour.
Mal aigu des montagnes modéré à sévère (5 à 15 points) Symptômes plus sévères incluant vomissements, lassitude, insomnie, réten- tion de liquide (œdème) pendant plus de 12 h	**Arrêt** et si possible descente de 500 m ou plus **Diamox** 250 mg aux 12 h **Fortement recommandé de consulter un médecin** Les traitements complémentaires sont le **Décadron**, le **caisson hyperbare** et l'**oxygène**. Si l'ascension est reprise, la prudence est de mise et la descente est impérative s'il y a récidive.
Œdème cérébral Confusion, perte d'équilibre, diminution de l'état de conscience	**Descente immédiate**, évacuation sous supervision médicale Le **Décadron**, le **caisson hyperbare**, l'**oxygène** et le **Diamox** seront tous utilisés pour le traitement.
Œdème pulmonaire Essoufflement au repos, toux sèche puis humide, cyanose, pouls élevé au repos > 100/min, fréquence respiratoire anormalement élevée et saturation en oxygène anormalement basse par rapport aux autres membres du groupe	**Descente immédiate**, évacuation sous supervision médicale L'**oxygène**, le **caisson hyperbare**, l'**Adalat**, le **Viagra** ou le **Cialis**, le **Décadron** et le **Diamox** seront tous utilisés pour le traitement.

Tous les médicaments sont sous prescription médicale et devraient être utilisés sous la supervision d'un médecin ou d'un secouriste professionnel. Les posologies varient souvent selon le poids et l'âge de la personne et la sévérité du problème.

Épilogue
L'économie globale de la santé

Aller plus loin… en nous-mêmes

« Ça a changé ma vie ! » Il n'y a pas de phrase plus gratifiante pour le médecin. Dans mon expérience clinique des 15 dernières années, les 2 traitements qui ont le plus souvent engendré ce témoignage sont la pression positive continue pour l'apnée du sommeil et la respiration abdominale pour l'hyperventilation chronique et l'anxiété. D'une part, un appareil vu comme encombrant et, de l'autre, une méthode toute simple. Ces deux techniques ont cependant quelque chose en commun. Elles aident à respirer. De quoi transformer votre vie et votre sommeil aussi. Respirer est la seule activité en partie volontaire à laquelle nous consacrons plus de temps qu'à dormir.

Le sommeil fait partie intégrante de notre vie et mérite le meilleur de nous-mêmes. Au cours des années, j'ai souvent constaté que nous dormons comme nous vivons. D'ailleurs, n'est-il pas d'usage de dire lorsque nous avons le sentiment du devoir accompli, lorsque nous sommes en paix, que nous allons dormir sur nos deux oreilles ? La très grande majorité des troubles du sommeil se guérit ou se contrôle dès lors que le sommeil devient une priorité, mais non une obsession. Pour jouir d'un sommeil paisible, il est important d'avoir une bonne hygiène du sommeil, mais il est presque toujours nécessaire de faire aussi un travail sur soi, sur son mode de vie. Je recommande souvent à mes patients, à mes amis, à ma famille la lecture du livre de David Servan-Schreiber : *Guérir le stress, l'anxiété et la dépression sans médicaments ni psychanalyse* (2003). Ce livre est fascinant et il pourrait vous métamorphoser.

Christiane, une très bonne amie, m'a récemment fait découvrir le maître zen vietnamien Thich Nhat Hanh. Son approche de la respiration et de la méditation trouve un écho parfait avec la technique de respiration abdominale et de cohérence cardiaque décrite dans le livre de Servan-Schreiber. Dans ses livres *Le miracle de la pleine conscience*[116] et *La sérénité de l'instant*[117], le maître nous amène vers des transformations personnelles essentielles pour trouver le sommeil du juste.

Vous vous demandez peut-être en quoi cela peut aider un patient atteint d'apnée du sommeil. D'abord, la relaxation et la méditation vont aider les patients à s'endormir avec leur appareil à pression positive continue. De plus, en dormant mieux et suffisamment, ils pourront mieux contrôler leur appétit, perdre du poids et peut-être même guérir leur apnée du sommeil.

Plus que jamais nous constatons que la santé est un concept bio. On a vu que le manque de sommeil et le non-respect de nos rythmes circadiens sont des facteurs de risque d'obésité, de cancer, mais également d'hypertension artérielle et de maladie cardiovasculaire. Le cardiologue François Reeves, dans son livre *Planète Cœur* (2011), fait la démonstration que la pollution de l'air est un important facteur de risque de maladie cardiaque. L'économie globale de la santé repose donc sur des principes simples regroupant une saine alimentation, l'exercice physique, un sommeil suffisant, tout en veillant à son environnement physique et spirituel.

Remerciements

J'ai vraiment le sentiment que ce livre est le fruit d'un travail collectif. D'abord à cause de l'influence de mes professeurs, particulièrement les docteurs Patrick Lévy et Jean-Louis Pépin, de l'Université Joseph Fourier de Grenoble. Il n'y a pas une journée pendant laquelle je ne profite pas de leur enseignement sur le sommeil, le savoir-faire, mais aussi le savoir-être, composante souvent oubliée. Les Drs John Kimoff, de l'Université McGill, et Joseph Braidy, de la faculté de médecine de l'Université de Montréal, m'ont aussi beaucoup marqué. Leur rigueur intellectuelle est une source perpétuelle de motivation.

Également le partage et le soutien de mon collègue, le Dr Vincent Jobin, spécialiste du sommeil. Nous partageons bien plus que le même bureau et la même spécialité. Il contribue sans cesse à l'amélioration de mes connaissances et est une source d'inspiration. La clinique du sommeil du CHUM n'aurait probablement jamais vu le jour sans la vision et l'appui du Dr Robert Amyot. Merci, Robert. Je remercie aussi mes autres collègues pneumologues du CHUM sans lesquels je n'aurais pas pu prendre le temps d'écrire ce livre.

J'ai la très grande chance de pouvoir compter sur une équipe formidable à la clinique du sommeil du CHUM. Sous la direction habile et dévouée d'Anne-Marie Laurin, aucun détail n'est laissé au hasard, le tout dans un respect immense de l'être humain. Merci, Anne-Marie, merci à tous les inhalothérapeutes de la clinique qui, au fil des ans, nuit et jour, donnent à nos patients le meilleur d'eux-mêmes. Merci également à Annie Mathieu pour son aide dans la rédaction des outils pratiques destinés aux patients et qui ont aussi été utiles pour l'écriture de ce livre.

Un grand merci à Christiane Manzini, Nathalie Tremblay, Bernard Voyer et François Mario Labbé. Leurs précieux conseils lors de la lecture du manuscrit m'ont éclairé et encouragé. Merci, Bernard, pour ton introduction poétique et inspirante sur la montagne et Charles pour cette chaleureuse préface, drôle, sensible et riche d'enseignements. Ce livre ne serait pas ce qu'il est sans le précieux travail d'édition d'Isabelle Montpetit. Elle sait lire entre les lignes pour nous amener à préciser notre pensée et notre écriture tout en respectant ce que nous sommes. Elle le fait délicatement et généreusement. Je te suis, Isabelle, extrêmement reconnaissant.

Finalement, c'est à ma famille que revient la part du lion. Mes parents Aline et Gaston qui ont baigné mon enfance de la curiosité et des valeurs nécessaires à un plein épanouissement. Ma conjointe Lucia qui m'a donné sa confiance et enseigné la persévérance et le dépassement. Sa présence est précieuse et fondamentale dans ma vie, son influence a fait de moi une meilleure personne. Nos enfants Louis-Philippe, Laurence et Charles. Ils ont inspiré certains passages de ce livre et sont ma plus grande fierté. Merci à vous tous, du fond du cœur.

Notes sur l'auteur

Le Dr Pierre Mayer est professeur agrégé de clinique et directeur de la clinique du sommeil de l'Hôtel-Dieu du Centre hospitalier de l'Université de Montréal. Cette clinique existe depuis 1996 et se dédie aux soins des patients présentant des troubles du sommeil. Pneumologue de l'Université de Montréal, le Dr Mayer a également suivi une formation postdoctorale de deux ans sur les troubles du sommeil à l'Université Joseph Fourier, à Grenoble, en France, et à l'Université McGill de Montréal. Sa passion pour la montagne et la physiologie l'a mené au Népal, au Pérou, en Bolivie ainsi qu'en Tanzanie. Il est l'auteur de plusieurs abrégés, articles et chapitres de livres.

Ressources et références

Consultez le site du livre : **www.pierremayerdormir.com**
Intérêt général :
Passeport santé (Québec) : **www.passeportsante.net**
Fondation québécoise en santé respiratoire (APQ) :
    www.pq.poumon.ca/
Société canadienne du sommeil : **www.css.to**
Réseau Morphée (France) : **www.reseau-morphee.fr**
National Sleep Foundation (États-Unis) :
    www.sleepfoundation.org

Le sommeil et les enfants :

Better Sleep for your Baby and Child, Dr Shelly K. Weiss,
    Robert Rose, 2006.

Le Dr Weiss est neurologue à l'Hôpital Sick Children de
Toronto. Son livre explore en profondeur le sommeil des
enfants. On y trouve de nombreux conseils.

Insomnie :

Vaincre les ennemis du sommeil, Charles Morin, Éditions
    de l'Homme, 2009.

Ce livre écrit par le psychologue Charles Morin est
disponible en librairie. Il explique de façon détaillée les
diverses techniques de la thérapie cognitive et comportementale pour traiter l'insomnie.

*Réussir à surmonter – L'insomnie et les problèmes de
    sommeil,* Colin A. Espie, InterEditions, 2008.

Ce livre est disponible uniquement sur Amazon. Il offre
une approche complémentaire pour approfondir de
façon autonome les grands principes d'une thérapie
cognitive et comportementale pour l'insomnie.

Pour trouver un psychologue ou un thérapeute utilisant l'EMDR ou la cohérence cardiaque

Ordre des psychologues du Québec :
    1100, avenue Beaumont, bureau 510
    Mont-Royal (Québec) H3P 3H5, 514 738-1881
    ou 1 800 363-2644 ou **www.ordrepsy.qc.ca** ou
    www.servicedereference.com

Association professionnelle de thérapeutes de la méthode
    EMDR : **www.emdrcanada.org/fr**

Annuaire des intervenants en résonance cardiaque :
    www.aireca.org

Luminothérapie :

Des lampes spécialisées sont disponibles dans plusieurs pharmacies et magasins d'équipements médicaux. Voici deux références pour en savoir plus.

Lampes de luminothérapie : guide d'achat,
    Stéphanie Perron, Magazine *Protégez-vous,*
    décembre 2010

    Passeport santé (Québec) : **www.passeportsante.net**

Haute montagne :

Médecine de l'alpinisme et des sports de montagne,
    Jean-Paul Richalet et Jean-Pierre Herry, Masson,
    2006.

Applications pour téléphones intelligents et tablettes numériques (iPhone, iPad ou système Android) :

Il existe des centaines d'applications pour le sommeil. Les plus intéressantes aident à planifier et à combattre le décalage horaire ou proposent un agenda de sommeil évolué vous permettant de consigner rapidement les éléments qu'on retrouve sur les agendas papier, comme celui de ce livre, et de suivre vos progrès sur votre appareil. Certaines applications guident votre relaxation au moment de vous endormir ou servent de réveille-matin. Plusieurs y trouveront une autre source de stress et de pollution lumineuse, car elles ne sont pas toutes faciles à utiliser, mais pour d'autres ces outils pratiques seront une source de motivation qui les aidera à se prendre en main.

Références

1. **Tassin-Fransini, A. et J.-P.** La clé des rêves. *L'Essentiel Cerveau et Psycho.* 2010, Vol. mai-juillet.

2. **Epstein, L.J.** *A Good Night's Sleep.* s.l. : Mc Graw Hill, 2007.

3. **Jouvet, Michel.** *Pourquoi rêvons-nous, pourquoi dormons-nous ?* Montréal : Odile Jacob, 2000.

4. **Stickgold, R.** Sleep, Learning, and Dreams : Off-Line Memory Reprocessing. *Science.* 2001, Vol. 294 : 1052-1057.

5. **Wagner, U.** Emotional Memory Formation is Enhanced across Sleep Intervals with High Amounts of Rapid Eye Movements Sleep. *Learn Mem.* 2001, Vol. 8 : 112-119.

6. **Siegel, Jerome.** Les clés du sommeil. *L'Essentiel Cerveau et Psycho.* 2010, Vol. 2, p. 11, mai-juillet.

7. **Green, C.B.** The Meter of Metabolism. *Cell.* 2008, Vol. 134 : 728-742.

8. **Ramsey, K.** Circadian Clock Feedback Cycle through NAMPT-Mediated NAD+ Biosynthesis. *Science.* 2009, Vol. 324 : 651-654.

9. **Laposky, A.D.** Circadian Clock Feedback Cycle through NAMPT-Mediated NAD+ Biosynthesis. *FEBS lett.* 2008, Vol. 582 : 142-151.

10. **Klooq, I.** Does the Modern Urbanized Sleeping Habitat Pose a Breast Cancer Risk ? *Chronobil Int.* 2011, Vol. 28, 1 : 76-80.

11. **Blask, D.E.** Circadian Regulation of Molecular, Dietary, and Metabolic Signaling Mechanisms of Human Breast Cancer Growth by the Nocturnal Melatonin Signal and the Consequences of its Disruption by Light at Night. *J Pieanl res.* 2011, Vol. avr. 2.

12. **SAAQ.** http://www.saaq.gouv.qc.ca/publications/prevention/fatigue_volant.pdf. [En ligne]

13. **Cauter, Eve Van.** Impact of Sleep and Sleep Loss on Neuroendocrine and Metabolic Function. *Horm Res.* 67, 2007, Suppl. 1 : 2-9.

14. **Perfect, M.M.** Sleep, Glucose, and Daytime Functioning in Youth with Type 1 Diabetes. *Sleep.* 2011, Vol. 35, 1 : 81-88.

15. **Malaspina, Dolores.** Short Sleep Duration as a Risk Factor for Hypertension. *Hypertension.* 2006, Vol. 47 : 833-839.

16. **Lange, T.** Sleep Enhances the Human Antibody Response to Hepatitis A Vaccination. *Psychosomatic Medicine.* 2003, Vol. 65 : 831-835.

17. **Vgontzas, A.N.** Adverse Effects of Modest Sleep Restriction on Sleepiness, Performance, and Inflammatory Cytokines. *J Clin Endocrinol Metab.* 2004, 89 : 2119-2126.

18. **Katzmarzyk, P.T.** Prevalence of Class I, II and III Obesity in Canada. *CMAJ.* 2006, Vol. 174 : 156-157.

19. **VanCauter, E.** Metabolic Consequences of Sleep and Sleep Loss. *Sleep Medicine.* 2008, Vol. 9 suppl 1.

20. **Chaput, J.-P.** Risk Factors for Adult Overweight and Obesity : The Importance of Looking Beyong the 'Big Two'. *Obes Facts.* 2010, Vol. 3 : 320-327.

21. **Kryger, Rooth, Dement.** *Principles and Practice of Sleep Medicine.* Elsevier Saunders 2011.

22. **Nedeltcheva, A.V.** Insufficient Sleep Undermines Dietary Efforts to Reduce Adiposity. *Ann Intern Med.* 2010, Vol. 153, 7 : 435-441.

23. **Tremblay, A.** *Prenez le contrôle de votre appétit…* Montréal : Éditions de l'Homme, 2010.

24. **Nieves-Rivera, F.** Reversible Groth Failure Among Hispanic Children : Instances of Psychosocial Short Stature. *P R Health Sci J.* 1998, Vol. 17, 2 : 107-112.

25. **Bonuck, K.** Growth Failure and Sleep Disordered Breathing : A Review of the Literature. *Int J Ped Oto.* 2006, Vol. 5 : 769-778.

26. **Samuels, C.** Sleep, Recovery, and Performance : The New Frontier in High-Performance Athletics. *Neurol Clin.* 2008, Vol. 26 : 169-180.

27. **Oliver, S.J.** One Night of Sleep Deprivation Decreases Treadmill Endurance Performance. *Eur J Appl Physiol.* 2009, Vol. 107, 2 : 155-161.

28. **Waterhouse, J.** The Role of a Short Post-Lunch Nap in Improving Cognitive, Motor, and Sprint Performance in Participants with Partial Sleep Deprivation. *Journal of Sports Sciences.* 2007, Vol. 25, 14 : 1557-1566.

29. **Reilly, T.** Sports Performance : Is there Evidence that the Body Clock Plays a Role ? *Eur J Appl Physiol.* 2009, Vol. 106, 3 : 321-332.

30. **Winter, W.C.** Measuring Circadian Advantage in Major League Baseball : A 10-Year Retrospective Study. *Int J Sports Physiol Perform.* 2009, Vol. 4, 3 : 392-401.

31. **Maquet, Pierre.** Dormir pour se souvenir. *L'Essentiel Cerveau et Psycho.* 2010, Vol. mai-juillet : 24.

32. **George, C.F.** Sleep. 5 : Driving and Automobile Crashes in Patients with Obstructive Sleep Apnoea/Hypopnoea Syndrome. *Thorax.* 2004, Vol. 59, 9 : 804-807.

33. **Tucker, A.M.** Effects of Sleep Deprivation on Dissociated Components of Executive Functioning. *Sleep.* 2010, Vol. 33, 1 : 47-57.

34. **Barger, L.K.** Extended Work Shifts and the Risk of Motor Vehicle Crashes among Interns. *N Engl J Med.* 2005, Vol. 352, 2: 125-134.

35. **Eastridge, A. et Brian, J.** Effect of Sleep Deprivation on the Performance of Simulated Laparoscopic Surgical Skill. *American Journal of Surgery.* 2003, Vol. 186: 169-174.

36. **Arnedt, J.T.** How do Prolonged Wakefulness and Alcohol Compare in the Decrements they Produce on a Simulated Driving Task? *Accid Anal Prev.* 2001, Vol. 33, 3: 337-344.

37. **Dinges, David.** The Cumulative Cost of Additional Wakefulness: Dose-Response Effects on Neurobehavioral Functions and Sleep Physiology from Chronic Sleep Restriction and Total Sleep Deprivation. *Sleep.* 2003, Vol. 26, 2: 117-126.

38. **Ohayon, M.** Meta-Analysis of Quantitative Sleep Parameters from Childhood to Old Age in Healthy Individuals: Developing Normative Sleep Values Across the Huamn Lifespan. *Sleep.* 2004, Vol. 27, 7: 1255-1273.

39. **Howard, M.E.** Sleepiness, Sleep-Disordered Breathing, and Accident Risk Factors in Commercial Vehicle Drivers. *Am J Respir Crit Care Med.* 2004, Vol. 170, 9: 1014-1021.

40. **Weiss, Shelley K.** *Better Sleep for your Baby and Child.* s.l.: Robert Rose, 2006.

41. **AASM.** *Tenns, Young Adults Sleep.* s.l.: American Academy of Sleep Medicine, 2005.

42. **AASM-2.** *Sleep as We Grow Older.* s.l.: American Academy of Sleep Medicine, 2005.

43. **Polo-Kantola, Päivi.** Sleep Problems in Midlife and Beyond. *Maturitas.* 2011, Vol. 68: 224-232.

44. **Roehrs, T.A.** Effects of REM Sleep and Ambient Temperature on Hot Flash-Induced Sleep Disturbance. *Menopause.* 2006, Vol. 13 : 576-583.

45. **Lin, K.M.** Benzodiazepine and Risk of Hip Fractures in Older People : a Nested Case-Control Study in Taiwan. *Am J Geriatr Psychiatry.* 2008, Vol. 16, 8 : 686-692.

46. **Lowden, A.** Sleep After Mobile Phone Exposure in Subjects with Mobile Phone Related Symptoms. *Bioelectromagnetics.* 2011, Vol. 32 : 4-14.

47. **Mohler, E.** Effects of Everyday Radiofrequency Electro-magnetic-Field Exposure on Sleep Quality : a Cross-sectional Study. *Radiat Res.* 2010, Vol. 174, 3 : 347-356.

48. **Van-Rongen, E.** Effects of Radiofrequency Electro-magnetic Fields on the Human Nervous System. *J Toxicol Environ Health B cirt Rev.* 2009, Vol. 12, 8 : 572-597.

49. **Morin, C.** *Vaincre les ennemis du sommeil.* s.l. : Éditions de l'Homme, 2009.

50. **Espie, C.** *Réussir à surmonter l'insomnie et les problèmes de sommeil.* s.l. : InterEditions, 2008.

51. **Bogaerts, Katlenn.** Hyperventilation in Patients with Chronic Fatigue Syndrome : The Role of Coping Strategies. *Behaviour Research and Therapy.* 2007, Vol. 45 : 2679-2690.

52. **Després, J.-P.** Abdominal Obesity and Metabolic Syndrome. *Nature.* 2006, Vol. 444.

53. **Baker, R.G.** Nf-kB, Inflammation, and Metabolic Disease. *Cell Metab.* 2011, Vol. 13, 1 : 11-22.

54. **Chaput, J.-P.** Risk Factors for Adult Overweight and Obesity in the Quebec Familiy Study : Have We been Barking up the Wrong Tree ? *Obesity.* 2009, Vol. 17 : 1964-1970.

55. **Belisle, F.** Influence of Dietary Restraint and Environmental Factors on Meal Size in Normal-Weight Women. A Laboratory Study. *Appetite.* 2009, Vol. 53 : 309-313.

56. **Prochaska, J.O., DiClemente, C.C.** Trans-Theoretical Therapy - Toward a more Integrative Model of Change. *Psychotherapy : Theory, Research, and Practice.* 1982, Vol. 19, 3.

57. **Hurst, Matt.** Qui dort la nuit de nos jours ? Les habitudes de sommeil des Canadiens. *Satistique Canada.* [En ligne] 2008. [Citation : 1 décembre 2011.] http ://www.statcan.gc.ca/pub/11-008-x/2008001/article/10553-fra.htm#4.

58. **Hansen, J.** Increased Breast Cancer Risk among Women Who Work Predominantly at Night. *Epidemiology.* 2001, Vol. 12 : 74-77.

59. **Fallis, W.M.** Napping During Night Shift : Practices, Preferences, and Perceptions of Critical Care and Emergency Department Nurses. *Critical Care Nurse.* 2011, Vol. 31, 2.

60. **Tepas, D.I.** *Handbook of Human Factors.* New York : Salvendy John Wiley and Sons, 1987.

61. **Yoon, In-young.** Bright Light Exposure at Night and Light Attenuation in the Morning Improve Adaptation of Night shit Workers. *Sleep.* 2002, Vol. 25, 3.

62. **Smith, Mark R.** Night Shift Performance is Imporved by a Compromise Circadian Phase Position. *Sleep.* 2008, Vol. 31, 12.

63. **Eastman, C.I.** Dark Goggles and Bright Light Improve Circadian Rhythm Adaptation to Night-Shift Work. *Sleep.* 1994, Vol. 17, 6.

64. **Sharkey, K.M.** Effects of Melatonin Administration on Daytime Sleep after Simulated Night Shift Work. *J Sleep Res.* 2001, Vol. 10 : 181-192.

65. **Morgenthaler, T.** Practice Prameters for the Clinical Evaluation and Treatment of Circadian Rhythm Sleep Disorders. *Sleep.* 2007, Vol. 30, 11.

66. **Signal, T.L.** Scheduled Napping as a Countermeasure to Sleepiness in Air Traffic Controllers. *J Sleep Res.* 2009, Vol. 18: 11-19.

67. **Czeisler, C.A.** Modafinil for Excessive Sleepiness Associated with Shift-Work Sleep Disorder. N Engl J Med. 2005, Vol. 353: 476-486.

68. **Sack, R.** Jet Lag. *N Engl J Med.* 2010, Vol. 362, 5: 440-447.

69. **Burgess, H.J.** How to Travel the World without Jet Lag. *Sleep Med Clin.* 2009, Vol. 4, 2: 241-255.

70. **Martin, K.A.** Physiology and Clinical Use of Melatonin. *Up to date.* 2010.

71. **AASM.** *ICSD-2-International Classification of Sleep Disorders, 2nd ed. Diagnostic and coding manual.* s.l.: American Academy of Sleep Medicine, 2005.

72. **Punjabi, N.M.** Sleep-Disordered Breathing and Cardiovascular Disease: an Outcome-Based Definition of Hypopneas. *Am J Respir Crit Care Med.* 2008, Vol. 177, 10: 1150-1155.

73. **Douglas, N.J.** Randomized Controlled Trial of Variable-Pressure Versus Fixed-Pressure. *Sleep.* 2010, Vol. 33, 2: 267-271.

74. **Edinger, J.D., Means, M.K.** Graded Exposure Therapy for Addressing Claustrophobic Reactions to Continuous Positive Airway Pressure: A Case Series Report. *Behavioral Sleep Medicine.* 2007, Vol. 5: 105-116.

75. **Veasey, S.** Insight from Animal Models into the Cognitive Consequences of Adult Sleep-Disordered Breathing. *ILAR J.* 2009, Vol. 50, 3: 307-311.

76. **Ferguson, K.** Oral Appliances for Snoring and Obstructive Sleep Apnea : A Review. *Sleep.* 2006, Vol. 29, 2.

77. **Aurora, R.N.** Practice Parameters for the Surgical Modifications of the Upper Airway for Obstructive Sleep Apnea in Adults. *Sleep.* 2010, Vol. 33, 10 : 1408-1413.

78. **Buchwald, H.** Bariatric Surgery. A Systematic Review and Meta-Analysis. *JAMA.* 2004, Vol. 292, 14 : 1724-1737.

79. **Spielman, A.J.** *The Varied Nature of Insomnia. Case Studies in Insomnia.* New York : Plenum Press. 1991.

80. **Morin, C.** Cognitive Behavioral Therapy, Singly and Combined with Medication, for Persistent Insomnia : A Randomized Controlled Trial. *JAMA.* 2009, Vol. 301, 19 : 2005-2015.

81. **Mellinger, G.D.** Insomnia and its Treatment : Prevalence and Correlates. *Arch Gen Psychiatry.* 1985, Vol. 42 : 225-232.

82. **Glass, J.** Sedative Hypnotics in Older People with Insomnia : Meta-Analysis of Risks and Benefits. *BMJ.* 2005, Vol. 331 : 1169.

83. **Johnson, E.O.** Epidemiology of Alcohol and Medication as Aids to Sleep in Early Adulthood. *Sleep.* 1998, Vol. 21 : 178-186.

84. **Daley, M.** The Economic Burden of Insomnia : Direct and Indirect Costs for Individuals with Insomnia Syndrome, Insomnia Symptoms, and Good Sleepers. *Sleep.* 2009, Vol. 32, 1 : 55-64.

85. **Sarris, J.** A Systematic Review of Insomnia and Complementary Medicine. *Sleep Medicine Reviews.* 2011, Vol. 15 : 99-106.

86. **Luyster, F.S.** Comorbid Insomnia and Obstructive Sleep Apnea : Challanges for Clinical Practice Research. *Journal of Clinical Sleep Medicine.* 2010, Vol. 6, 6.

87. **Yang, Chien-Ming.** Psychological and Behavioral Factors in Patients with Comor bid Obstrucitve Sleep Apnea and Insomnia. *Journal of Psychosomatic Research.* 2011, Vol. 70: 355-361.

88. **Krakow, B.** A Daytime, Abbreviated Cardio-respiratory Sleep Study to Acclimate Insomnia Patients with Sleep Disordered Breathing to Positive Airway Pressure (PAP-NAP). *J Clin Sleep Med.* 2008, Vol. 4: 212-222.

89. **Monge, P.** Sommeil et mythologie. *Médecine du sommeil.* 2005, Vol. juillet-août.

90. **Epstein, Lawrence J.** *A Good Night's Sleep.* s.l.: Mc Graw Hill, 2007.

91. **Stone, K.** Nonrestorative Sleep. *Sleep Medicine Reviews.* 2008, Vol. 12: 275-288.

92. **Parrino, L.** *Sleep Fragmentation and Arousal in the Pain Patient. Sleep and Pain.* s.l.: IASP Press, 2007.

93. **Liszka-Hackzell, J.J.** Analysis of Nighttime Activity and Daytime Pain in Patients with Chronic Back Pain Using a Self-Organizing Map Neural Network. *J Clin Monit Comput.* 2005, Vol. 19: 411-414.

94. **Lavigne, G.** *Pain and Sleep in Principle and Practice of Sleep Medicine.* s.l.: Saunders, 2011.

95. **Bernardy, K.** Efficacy of Cognitive-Behavioral Therapies in Fibromyalgia Syndrome - A Systematic Review and Metaanalysis of Randomized Controlled Trials. *J Rheumatol.* 2010, Vol. 37, 10: 1991-2005.

96. **Lavigne, G.** Changes in Rapid Eye Movement Sleep Associated with Placebo-Induced Expectations and Analgesia. *The Journal of Neuroscience.* 2009, Vol. 29, 38: 11745-11752.

97. **Baker, B.** Correlates of Therapeutic Response in Panic Disorder Presenting with Palpitations: Heart Rate Variability, Sleep, and Placebo Effect. *Can J Psychiatry.* 2003, Vol. 48: 381-387.

98. **Servan-Schreiber, David.** *Guérir.* s.l. : Robert Laffont, 2003.

99. **Nijrolder, Iris.** Diagnoses During Follow-up of Patients Presenting with Fatigue in Primary Care. *CMAJ.* 2009, Vol. 181, 10.

100. **Amann, M.** Severity of Arterial Hypoxaemia Affects the Relative Contributions of Peripheral Muscle Fatigue to Exercise Performance in Healthy Humans. *J Physiol.* 2007, Vol. 15, 581.

101. **Amann, M.** Central and Peripheral Fatigue : Interaction during Cycling Exercise in Humans. *Med Sci Sports Exerc.* 2011, Vol. 14.

102. **Walusinski, O.** Le sommeil et ses troubles. *L'Essentiel Cerveau et Psycho.* 2010, Vol. mai-juillet.

103. **Gahery, Y.** Inhibitory Effects in the Cuneate Nucleus Produced by Vago-Aortic Afferent Fibers. *Brain Research.* 1974, Vol. 75 : 241-246.

104. **McCraty, R.** The Effects of Emotions on Short-Term Power Spectrum Analysis and Heart Rate Variability. *The American Journal of Cardiology.* 1995, Vol. 76, 14 : 1089-1093.

105. **Lum, L.C.** *The Syndrome of Habitual Chronic Hyperventilation.* London : Butterworths, 1974. Vol. 3. *Modern Trends in Psychosomatic Medicine.*

106. **Monday, J.** Une approche pédagogique auprès de patients anxieux et hyperventilés. *Psychologie médicale.* 1991, Vol. 23, 6 : 581-583.

107. **Kuntsevich, V.** Mechanisms of Yogic Practices in Health, Aging and Diseases. *Mt Sinai J Med.* 2010, Vol. 77, 5 : 559-569.

108. **Banasik, J.** Effect of Iyengar Yoga Practice on Fatigue and Diurnal Salivary Cortisol Concentraiton in Breast Cancer Survivors. *J Am Acad Nurse Pract.* 2011, Vol. 23, 3 : 135-142.

109. **Timothy, P.W.** A Randomized Controlled Trial of the Effect of Aerobic Exercise Training on Feelings of Energy and Fatigue in Sedentary Young Adults with Persistent Fatigue. *Psychother Psychos.* 2008, Vol. 77 : 167-174.

110. **Montgomery, H.E.** Angiotensin-Converting Enzyme and Genetics at High Altitude. *High Alt Med Biol.* 2001, Summer ; 2, (2) : 201-210.

111. **West, John.** *High Life : A History of High-Altitude Physiology and Medicine.* New York : Oxford University Press, 1998.

112. **Richalet, Jean-Paul et Herry, Jean-Pierre.** *Médecine de l'alpinisme et des sports de montagnes.* Paris : Masson, 2006. 4ᵉ édition.

113. **Richalet, Jean-Paul.** Physiological Risk Factors for Severe High-Altitude Illness. A Prospective Cohort Study. *Am J Respir Crit Care Med.* 2012, Vol. 185, 2.

114. **Powles.** Operation Everest II : Arterial Oxygen Saturation and Sleep at Extreme Simulated Altitude. *Am Rev Respir Dis.* 1992, 124 : 817-826.

115. **Coffey, Maria.** *Explorers of the Infinite.* s.l. : Jeremy P. Tarcher/Penguin Group, 2008.

116. **Thich, Nhat Hanh.** *Le miracle de la pleine conscience.* s.l. : L'espace Bleu, 1994, 1974.

117. **Thich, Nhat Hanh.** *La sérénité de l'instant.* s.l. : Éditions J'ai lu, 2008, 1992.

AUX ÉDITIONS PIERRE TISSEYRE

Ce livre a été imprimé
sur du papier enviro 100 % recyclé.

Empreinte écologique réduite de :
Arbres : 32
Déchets solides : 1 776 kg
Eau : 117 251 L
Émissions atmosphériques : 4 617 kg

Ensemble, tournons la page sur le gaspillage.